La Yoga
OU LE CHEMIN DE L'UNION DIVINE - SUIVI DES APHORISMES DE PATAÑJALI

MICHEL SAGE

ALICIA ÉDITIONS

Table des matières

INTRODUCTION	7
1. DIEU	14
2. DIEU MANIFESTÉ	20
3. ÉTAT HUMAIN	27
4. LA VERTU	33
5. LES SUCCESSIVES ET IMPARFAITES CONSCIENCES QUE L'ÂME SUR LA VOIE DU RETOUR A DU MANIFESTÉ	39
6. DU CORPS ET COMMENT LE TRAITER	46
7. L'ÂME ET L'ESPRIT	52
8. LE GRAND DRAME, SA SIGNIFICATION ; PREMIER PAS VERS LA DÉLIVRANCE	58
9. LE DÉTACHEMENT	64
10. LA PRATIQUE	71
CONCLUSION	78
LES APHORISMES DE PATAÑJALI *APPENDICE*	86
Section I	86
Section II	89
Remarque	93

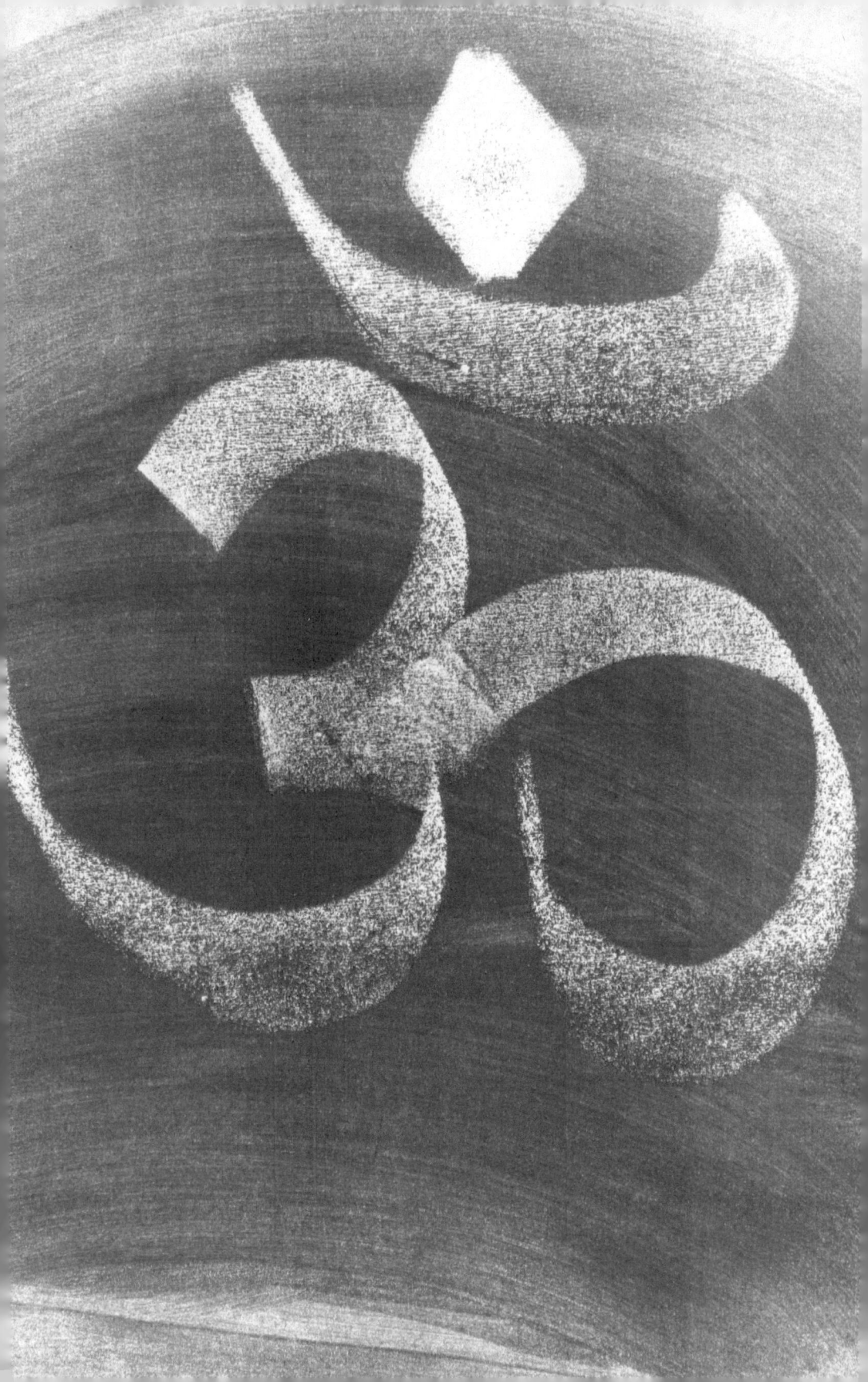

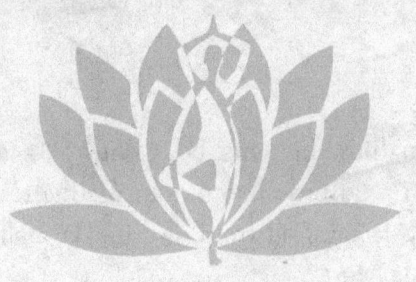

Introduction

Notre Europe est jeune, ou plutôt jeunes sont les races qui s'y agitent. Aux époques lointaines où des civilisations, sur certains points aussi avancées que la nôtre, florissaient dans les vallées du Nil ou du Tigre, ou du Gange, des sauvages misérables, erraient en quête d'une proie dans les forêts froides et malsaines qui couvraient alors toute l'Europe, sauf peut-être les pays immédiatement limitrophes de la Méditerranée. Ce temps nous parait lointain, il est récent : c'est pourquoi les Européens sont jeunes. En envahissant l'Amérique, ils ont exagéré encore quelques-uns des défauts et quelques-unes des qualités de leur âge, de manière qu'à côté des illusions américaines, les nôtres sont presque celles d'hommes mûrs. Les eaux sorties de la fontaine de Jouvence coulent vers le Couchant et, comme la terre est ronde, sans doute un jour reviendront-elles au Levant. Nous aimons le bruit, les jeux violents et cruels, les canons qui tuent vite et bien. Nos cervelles saisissent mal les idées profondes et nous leur préférons les mots creux qu'à tout propos, nous hurlons vers le ciel en faisant claquer nos étendards au vent : la Science, le Progrès, la Patrie, la Gloire, chimères échevelées que nous poursuivons les yeux hors de l'orbite, en nous écrasant les uns les autres, en fous. Le sang bout dans nos veines, la Vie est bonne ; et nous la rendrons chaque jour meilleure ; et nous chasserons de ce monde la faim, le froid, la nuit, la maladie, le mal sous toutes ses formes, la Mort...

Eh ! Oui, pourquoi pas la Mort ? Nous devenons si savants tous les jours. Je vous dis que nous arriverons à le tirer de nos flancs l'être entrevu, le Surhomme idéalement amoral et maître de tous les secrets de la Nature. Lui, il tuera d'un regard ; et certes tous nos efforts, toutes nos douleurs seront largement payées par un tel résultat. Nous avons des philosophes comme des savants, car rien ne nous manque ; ils sont chargés d'envelopper dans de la dialectique nos vanités et nos illusions ; en général ils s'acquittent assez bien de leur tâche. Cependant quelques-uns détonnent : leur noire humeur nous amuse ; un grain d'originalité n'est pas pour nous déplaire. Au fond, nous savons bien que l'optimisme est la santé et la vérité, que son contraire n'est qu'une maladie. Il est vrai que notre religion dominante, le christianisme, n'est pas optimiste, mais nous n'en sommes pas les inventeurs et nous le comprenons si peu ; c'est à nos yeux un culte comme un autre rendu à un potentat orgueilleux, cruel et capricieux, tout notre portrait, qui réside quelque part dans les nuages.

En Orient, on est revenu de tant de naïve exubérance. On y accepte la vie, on en remplit tous les devoirs, on proclame qu'il en faut passer la torche de main en main, mais on ne lui demande pas ce qu'elle ne peut donner, le bonheur, alors qu'une analyse et un examen superficiels démontrent qu'elle n'est pas faite pour cela. L'oriental sent vivement ce qu'exprime si bien le proverbe arabe : *il vaut mieux être assis que debout, couché qu'assis, mort que vivant.* Mais, il ne dit pas qu'il ne faille pas rester debout, au contraire. « Cet état d'âme engendre l'apathie », tel est le reproche victorieux de l'occidental à l'oriental ! De cela on ne saurait disconvenir. Or cette apathie, destructrice de vitalité physique, encourageante pour les fauves qui guettent l'œil luisant, est à condamner. Mais, ce sont les circonstances, la fatigue, le climat qui l'ont produite et non pas les profonds penseurs pessimistes de l'Est. Pour arriver à leur sérénité, faite de connaissance et non d'illusion, il faut une force de volonté et une énergie dont ne disposèrent jamais les plus retentissants brouillons sur l'une ou l'autre rive de l'Atlantique. Celui qui a vaincu en lui-même les mauvais instincts est un héros véritable ; celui qui a vaincu un obstacle de la nature est un pygmée auprès de lui et celui qui a écrasé sous la force tout un monde n'est qu'un insecte malfaisant.

En résumé, et malgré quelques-unes de ces exceptions qui ne font aucun tort à la règle, l'optimisme est au fond de l'âme de l'européen et le pessimisme au fond de l'âme de l'asiatique. Le fait que le bouddhisme est la religion dominante de l'Orient suffirait à le prouver.

De toutes les religions du monde, le bouddhisme est celle qui embrasse les plus vastes espaces, qui a le plus grand nombre de fidèles. Elle aurait plus de droits que le christianisme romain au titre de catholique. C'est elle qui a le mieux atteint le but ostensible de toute religion, adoucir les mœurs du fauve humain, mettre en son âme sauvage une graine de bonté ; elle est la plus tolérante de toutes : pour ne pas renoncer à de chères habitudes, on a versé à flots le sang des bouddhistes, mais eux, ô miracle, n'ont versé celui de personne.

Eh bien ! Cette religion de douceur et de sérénité est d'un pessimisme foncier. Semé par le mal, la vie se développe et se perpétue par le mal et ne saurait produire que la douleur. Le bien idéal, le seul que nous puissions concevoir, c'est pour la conscience de s'éteindre à tout jamais dans l'océan des choses : car le bouddhisme est panthéiste. Il est inutile de gloser, comme on l'a souvent fait, sur le sens du mot Nirvana. Certaines sectes superficielles y voient un vague paradis, mais dans l'esprit du maître et celui de ses disciples les plus autorisés, ce mot signifie anéantissement total. Le bouddha aurait volontiers contresigné ces vers de Leconte de Lisle, beaux et froids comme une lame :

> *Et toi, divine Mort, où tout rentre et s'efface,*
> *Accueille tes enfants en ton sein étoilé !*
> *Affranchis-nous du temps, du nombre et de l'espace*

Et rends-nous le repos que la Vie a troublé !

Mais, Leconte de Lisle croyait qu'une seule et courte existence suffit pour nous porter d'elle-même au but. Plus savant, dans le sens moderne de ce mot, le bouddha ne pouvait l'admettre, en un monde où la plus insignifiante vibration une fois éveillée chemine dans l'espace infini en s'atténuant mais sans s'éteindre jamais. Non, quand une fois on s'est laissé emporter dans le tourbillon des existences, il n'est pas si facile de s'en échapper. Il faut pour cela des âges d'efforts, de détachement, de vertu pure.

> « *Naître, c'est souffrir, ô moines — ainsi prêcha le Maître à Bénarès — vieillir, c'est souffrir ; être malade, c'est souffrir ; mourir, c'est souffrir ; s'unir à ce qu'on n'aime pas, c'est souffrir ; se séparer de ce qu'on aime, c'est souffrir ; ne pas obtenir ce qu'on souhaite, c'est souffrir ; bref, tout ce qui nous attache à l'existence est souffrance* ».

L'origine de cette douleur est dans les passions, dans les bonnes comme dans les mauvaises. On ne s'en affranchit qu'en s'affranchissant des passions et on s'affranchit de celles-ci par la connaissance, la justice, la vertu, l'effort et la méditation. Ainsi, on finit par s'éteindre comme la lampe où il n'y a plus d'huile.

Le bouddhisme est panthéiste, et c'est son côté faible. Pour lui, il n'y a pas de Dieu en dehors du monde. Dieu, c'est le monde lui-même en son Tout, lequel se trouve dans un perpétuel devenir. Le Monde-dieu est fait de musique, suivant l'expression d'un poète anglais ; c'est pourquoi il n'est jamais achevé, c'est pourquoi il est parfait pour l'éternité. Malheureusement, c'est une conception illogique : nous ne pouvons penser le mouvement sans penser par là même le repos, nous ne pouvons penser le changeant sans penser l'immuable, le phénomène sans penser le noumène, le monde sans penser Dieu. Les Orientaux ont compris cela comme nous, mieux que nous et le panthéisme chez eux est l'exception, principalement sous la forme grossière du matérialisme.

Il faut Dieu à la pensée et il le faut séparé du monde. On objecte : « Comment admettre que Dieu toute béatitude, distinct du Monde, ait quelque chose à voir avec cette fantasmagorie tragi-comique des univers ? » Nous ne comprenons pas, c'est un insondable mystère, mais il y a là une nécessité à laquelle il faut obéir comme à d'autres sans comprendre. Et quelle intolérable prétention est celle de l'insecte humain qui voudrait éclairer avec la douteuse clarté de son esprit tous les recoins de l'Infini ! Il nous faut Dieu, mais si lui sait ce que nous sommes, nous ne savons ce qu'il est. Émanés de Lui, à Lui nous revenons après un immense détour. Et, quand nous sommes au but, nous ne sommes pas la goutte d'eau perdue, évanouie dans l'Océan du Monde, nous sommes en dehors du Monde et celui-ci ne nous est plus rien. Certes le monde, le manifesté, limitation de Dieu, est un mal ; mais le pessimisme total n'est pas de mise, car une béatitude ineffable nous attend tous, en Dieu illimité, notre origine et notre fin.

Le Yoga est l'étude des moyens par lesquels s'opère le retour et de ceux par lesquels au besoin on l'accélère.

Telle est l'opinion courante en Orient au sujet de la destinée des êtres. Je ne dis pas qu'elle soit vraie, je dis qu'elle est la seule sensée. Mais en Occident où nous en savons beaucoup plus long sur toutes choses, ce n'est pas notre avis. Sur ce sujet, il y a chez nous trois courants principaux d'opinion : celui des matérialistes, celui des chrétiens, celui des évolutionnistes.

Pour les premiers, les êtres vivants ne sont que des phénomènes éphémères, des bulles de savon qui se forment au hasard, crèvent au hasard, et tout est dit. Si des preuves de fait bien incontestables viennent leur donner raison, il n'y aura qu'à s'incliner en jetant un regard d'immense pitié sur ce tohu-bohu de l'Univers. Mais, en dépit des affirmations péremptoires et des insolentes clameurs de ses partisans, cette opinion est philosophiquement malaisée à défendre.

L'opinion des chrétiens est pour le moins tout aussi étrange. Un jour, deux sexes échauffés se sont accouplés au petit bonheur, souvent sous l'excitation de l'orgie, sans autre but que de se procurer un frisson de plaisir. Mais en mauvais plaisant, Dieu qui les guettait aussitôt a créé une âme, non de sa propre substance mais du néant, ce qui n'est pas facile à comprendre, mais on n'a que plus de mérite à le croire. Il la crée, lui aussi, au petit bonheur, tantôt belle, tantôt laide, souvent hideuse et monstrueuse, pitoyable de faiblesse dans tous les cas, pauvre flammèche fumeuse que le moindre souffle incline et secoue. Il l'unit à l'ovule fécondé où elle dort neuf mois. Puis, elle vient au monde et Il lui dit : « Voilà ! Je suis le seigneur, ton Dieu. Quand je crée, c'est pour toujours ; quelque imparfaite que soit mon œuvre, je n'ai jamais la charité de la détruire. Chétive, je vais te lancer dans l'ouragan des forces qui tordent l'univers ; fétu, je vais te jeter dans la cataracte. Tu ne plieras pas, tu ne tomberas pas où je te condamnerai à d'inconcevables douleurs sans terme ni fin, car je suis le Dieu juste. En revanche, si tu résistes, je te prendrai auprès de moi quand tu quitteras ton corps et tu contempleras ma face à toujours ». Voilà tout de même les inepties qui satisfont la plupart de nos occidentaux et pour lesquelles bien des gens seraient encore tout prêts, si on les laissait faire à couper la gorge à leur prochain !

L'opinion des évolutionnistes est plus plausible à première vue, mais ne résiste pas à l'examen. À leurs yeux, la marche en avant, le progrès est éternel. Cette marche se fait en zigzag à cause des obstacles, mais la résultante est une droite parfaite.

Mais, qui dit marche dit départ ; qui dit croissance dit naissance. Nous pouvons penser illogiquement que nous ne nous arrêterons jamais, mais nous ne pouvons pas penser du tout que nous marchons depuis toujours. Et si cela était, juste Ciel, combien lent le progrès aurait été ! En fait, dans l'éternité absolue rien n'est en avant qui ne soit aussi en arrière et ce mot progrès n'a aucun sens. Et si nous avons commencé, où, quand, pourquoi, comment, l'avons-nous fait ?

Enfin, le mouvement en ligne droite n'existe pas. En le concevant, la pensée ne s'appuie sur rien. Dans un espace idéal, vide absolument, où aucune force n'exercerait aucune action, si vous imprimiez un mouvement rectiligne à un mobile, ne croyez pas qu'en vertu de la loi d'inertie ce mouvement continuerait éternellement en ligne droite. Non, la trajectoire serait plus ou moins tendue suivant l'importance de l'impulsion première mais s'incurverait dès le premier ébranlement et plus ou moins vite le mobile reviendrait à son point de départ pour repartir et revenir durant l'éternité. Loi d'airain, loi absolue, en vigueur dans tous les mondes matériels et moraux ! C'est pourquoi, ô mon enfant, ne fais ni ne pense le mal : la mauvaise action ou la mauvaise pensée, après avoir décrit une circonférence au rayon plus ou moins long, reviendrait tôt ou tard te frapper en plein front. Le méchant ne se nuit qu'à lui-même en dernière analyse. Mais, le bien revient aussi à son auteur comme le mal.

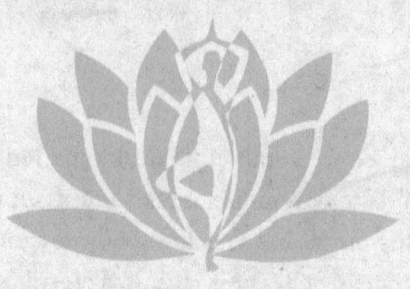

CHAPITRE 1
Dieu

J'ai été tenté d'abandonner l'emploi de ce terme Dieu et de me servir de l'expression Existence une, dont souvent font usage les penseurs de l'Inde En effet, ce mot, dans l'esprit de la plupart des hommes, a désigné et désigne des êtres bien extraordinaires, qui sont heureusement de pure fantaisie. Néanmoins à la réflexion, je crois devoir le conserver. Il nous est familier, il est simple, il est bien fait ; il dit quelque chose de moins absurde à ceux qui pensent. Or de même qu'un seul homme vaut mieux que toute une troupe d'enfants, un seul penseur l'emporte sur des essaims épais et nombreux de larves humaines, crissantes sous les morsures de l'instinct.

Dieu *est*, mais lui seul sait ce qu'il est ; peut-être même ne le sait-il pas, ont ajouté certains panthéistes. Mais ce ne saurait être là qu'une boutade, car se représenter Dieu comme le grand Inconscient n'est pas possible, attendu qu'il y a de la conscience dans le monde, ne serait-ce que la nôtre conséquemment, Dieu étant l'absolu, il faut que la toute-conscience soit en lui.

Nous ne pouvons comprendre Dieu, car le borné ne peut comprendre l'Infini. Nous ne pouvons prouver à proprement parler son existence, car les preuves logiques ne nous font pas sortir de notre esprit, étroit creuset où se brassent quelques vibrations cosmiques et les preuves de fait qui consistent à ramener l'objet en litige dans le champ de notre sensorium, ne sont évidemment pas applicables ici. C'est pourquoi jamais on ne donnera une preuve absolue de l'existence de Dieu, mais aussi jamais on ne fournira un argument plausible de sa non existence. L'universelle présence de Dieu s'impose : la nier, c'est se nier soi-même, c'est affirmer le néant, malgré l'évidence contraire. L'espèce des athées, moins nombreuse qu'on ne le pense, ne comprend que des hommes superficiels, d'un incommensurable orgueil, ne voulant pas admettre que quelque chose échappe à leurs sens ou à leur pensée. Du reste, la plupart sont trop passionnés pour être sincères : on les sent se raidir et s'irriter contre un instinct profond.

Et, cependant faut-il aller jusqu'à l'absolu pour trouver un objet indispensable, que nous ne pouvons ni prouver ni concevoir ? La physique, la plus immédiate de toutes les sciences, se heurte au postulat de l'éther. Il est impossible d'écarter ce postulat et plus impossible encore de concevoir l'éther, matière immatérielle et sans poids, solide incompressible, milieu où tout se déplace sans en troubler l'immobilité. Néanmoins de l'éther qui est à portée de notre main, pour ainsi dire, à Dieu, il y a quelque distance. Ô sottise et vanité humaines !

« Il contient tout, par conséquent rien de particulier ne peut être dit de lui. Il est tout, par conséquent on ne peut rien lui attribuer d'unique. Il n'est pas seulement l'être, car cela exclurait le Non être, mais l'être se produit en lui, et le non être : trouve également ». Ainsi, s'exprime un catéchisme hindou. Notons que par non être, il faut entendre le possible non manifesté et non le néant impensable et impossible.

Toujours quand nous parlons de Dieu sans déraisonner, nous ne faisons que répéter en figures plus ou moins diverses cette affirmation essentielle est, sans limites, sans conditions, absolument. Ses attributs ne sont que des aspects de ce concept. Dieu est un, car deux absolus se confondraient ; il est simple, car tout composé dépend de ses parties et Dieu ne dépend de quoi que ce soit ; il est au-delà du changement, car le parfait ne peut ni progresser ni régresser ; il est au-delà du nombre, car tout nombre est fini et Dieu est infini ; il est au-delà de la durée, puisque celle-ci implique le changement. Et cette analyse sape toutes les bases du panthéisme, car si Dieu n'était que le monde en son Tout, il serait composé, il changerait, il durerait.

Si nous ne pouvons et jamais ne pourrons donner de l'existence de Dieu une preuve absolue, n'en pouvons-nous au moins donner des preuves relatives, capables d'endormir la terrible angoisse qui nous étreint, qui nous chavire l'âme quand on affirme que Dieu n'est pas ? Mais si ; et ces preuves sont fortes, certains ont même dit plus que géométriques. Au fur et à mesure que notre âme se dégagera du monde, elle en trouvera d'autres encore, soyons-en assurés.

Dieu est indispensable à la pensée. Quelles que soient les avenues où elle s'engage, la pensée postule Dieu au bout. Aussi, le savant qui répondait à Napoléon, lui demandant pourquoi dans son gros livre, il n'avait pas écrit une seule fois le nom de Dieu : « Sire, je n'ai pas eu besoin de cette hypothèse », ne devait pas avoir poussé bien loin son analyse, fidèle en cela aux us et coutumes de ses pareils.

Mais, il ne faudrait pas se leurrer sur la valeur en tant que preuve de cette exigence de la pensée. Celle-ci, créée pour ce monde seul, peut nous y faire appréhender quelques vérités, mais combien elle se montre impuissante quand il s'agit d'en franchir les étroites limites ! Nos philosophes n'ont pas encore voulu comprendre à quel point la pensée proprement dite est voisine des autres forces naturelles : sur ce point les savants sont plus sensés qu'eux. Aussi croient-ils faire à Dieu un grand honneur en parlant de sa pensée souveraine et ils nous coupent le souffle par de lapidaires formules comme celle-ci : « le monde est une pensée qui ne se pense pas, suspendue à une pensée qui se pense ». En termes moins compassés, cela veut dire : pareil à l'homme en plus grand, Dieu est un être qui se sent exister et qui, pour son utilité ou son plaisir, s'est fabriqué une machine compliquée, le monde, fruit de ses veilles. Nous reviendrons plus tard sur la pensée et sa vraie nature, d'après les philosophes hindous. Souvenons-nous pour l'instant que Dieu, étant pure intelligence, est au-delà de la pensée ; comme étant l'être pur, il est au-delà de la vie, lutte pénible et mesquine contre la destruction ; comme étant pure béatitude, il est au-delà du plaisir et de la peine, partant au-delà de ce monde, de tous les mondes.

Cependant, de même que la plupart des hommes, inconscients des illusions sensorielles, sont sûrs bien à tort quand ils ont vu, la pensée ne doutera jamais d'elle-même au point d'admettre que jamais elle ne se prouvera l'existence de Dieu. Rappelons donc les arguments que tant de penseurs ont ressassés sans grand profit.

Nous ne pouvons trouver en ce monde même la raison pour laquelle il existe : il a donc une cause extérieure à lui-même, Dieu. Preuve chancelante, car qui oserait soutenir que notre conception du monde est adéquate et complète et que sa raison d'exister n'est pas en lui parce que nous ne l'y voyons pas ?

Les éléments de ce monde, tous, dansent une valse effrénée, se heurtent, se bousculent, mais en musique, à ce qu'il semble. Si les mouvements actuels s'expliquent assez bien par des chocs mutuels, il a fallu un premier choc, un premier *impulseur*, Dieu, sans qui éternel eût été le repos. Cet argument vaut ce que vaut le précédent, ni plus ni moins.

Il y a de la finalité en nous et il semble qu'il y en ait dans tout l'univers. Donc une cause intelligente, Dieu, a voulu ce système de moyens et de fins. Hélas ! nous savons bien que nos actions ont un but, mais il est excessif d'inférer qu'à l'instar de nos actions tout mouvement extérieur a un but.

Notre pauvre raison doit être le reflet d'une raison parfaite. Doit être, oui ; il nous le semble, mais ce n'est pas une preuve qu'elle le soit. En nous est l'idée d'infini et on n'en peut rendre compte ni par addition ni par soustraction ; peut-être est-ce « la marque de l'ouvrier sur son ouvrage », mais combien cela nous laisse peu convaincus ! L'argument de saint Anselme, retrouvé par Descartes, est spécieux : Dieu, par hypothèse, l'être absolument parfait manquerait d'une essentielle perfection s'il n'existait pas, donc il existe. Tout cela laisse la pensée aussi inquiète, toujours au même point : il faut Dieu, tantôt on croit l'apercevoir, mais si on regarde plus attentivement on ne voit plus rien. Et dépités, nous pleurnichons : il se dérobe, pourquoi se dérobe-t-il ? Non, il ne se dérobe pas. Notre pensée ne peut le saisir, mais notre cœur, aiguille frémissante, le sent et s'oriente sur lui, ce qui est évident quand on veut voir.

Sans généraliser à l'excès, sans nier les arrêts et les dégénérescences, l'évolution, la transformation progressive, est un fait assez évident pour que l'Inde l'ait signalé depuis des milliers d'années déjà. Aisément observable dans les espèces, il l'est encore mieux dans la vie individuelle, surtout dans la vie morale. Une vie n'est pas une circonférence, de l'enfance à l'enfance ; malgré les décrépitudes physiques, retentissant plus ou moins sur l'esprit, on s'en va plus raisonnable, plus évolué, sinon plus moral, que l'on n'est venu. Certes chez la plupart, les potentialités de progrès s'épuisent vite, l'arrêt survient tôt, mais il en est qui avancent jusqu'à l'heure dernière : âmes fortes, la matière leur obéit jusqu'au bout.

Une inquiétude inguérissable, une attraction inconnue nous travaille tous, nous rend comme des fous auprès de la sérénité de l'animal : ainsi oscille l'aiguille avant d'avoir trouvé le Nord. Le phénomène n'est pas également intense chez tous les hommes, car entre eux l'écart est parfois immense : la plupart ne sont encore que des animaux à forme humaine avec des appétits et des idéals d'animaux, alors qu'à l'autre bout, il y a les saints, anges dévorés de nostalgie, soupirant après l'heure qui les délivrera du cadavre, ne trouvant plus d'intérêt à rien qu'à la beauté morale. Après avoir usé bien des formes humaines, probablement que nous en venons tous là. Et alors, nous nous rendons bien compte que ce qui vous a tant tourmentés, c'était l'attraction divine.

Claire est aussi cette attraction chez l'artiste. J'entends par là l'homme en qui la nature souffre ou se réjouit et non le piètre ouvrier en formes, cœur mort figeant de la mort. Quand aux crépuscules calmes, je suis ému en face de l'harmonie des collines qui s'estompent ; quand aux minuits, plongeant du haut d'un sommet mon regard dans les cieux profonds, criblés d'étoiles, j'ai envie de pleurer ; quand devant un acte désintéressé, de noble sacrifice, mes larmes coulent, je sais que j'ai frissonné sous un reflet divin et la nostalgie me chavire l'âme et je voudrais, échappé aux foules hideuses et à leurs déjections, me dissoudre dans l'infini.

C'est que le moi, inconnu et lointain encore, qui est au tréfonds de mon être est identique au grand Moi. Le découvrant, je découvrirai Dieu même. Comment donc son attraction ne m'influencerait-elle pas ? Le Mal est grand, mais je sens bien qu'un jour et quelque part tous les torts seront redressés, bien que nul ne puisse me prouver qu'il en sera ainsi.

L'universel consentement humain a proclamé Dieu, mais chacun conçoit le dieu dont il est capable, chacun crée son dieu en se grandissant soi-même par l'imagination de toute la force de celle-ci.

Il en est sorti une troupe infinie de monstres. Deux ont quelque intérêt pour nous : Jéhovah, contrepartie gigantesque du monarque qui régnait à Sion, jaloux, implacable, sanguinaire ; et le dieu des Chrétiens, contrepartie du prêtre, haineux, sournois, mercantile, sans pitié pour la concurrence, peu soucieux des intentions, mais sévère aux gestes.

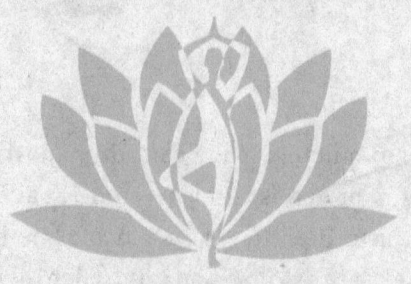

CHAPITRE 2
Dieu manifesté

Comment Dieu fait-il qu'un Univers soit, c'est là un mystère aussi insondable pour nous que Dieu lui-même. Il le fait, voilà tout ce que nous pouvons dire, en trois mots ou en métaphores pompeuses.

« Au point du jour, tout le manifesté émane du non manifesté ; à la tombée de la nuit, le manifesté se dissout en Dieu non manifesté. Et quand la multitude des êtres a disparu, Dieu demeure, indestructible ; et c'est lui, le but suprême. »

— BHAGAVAD-GITA, VIII, 18-21.

« Le Sage se rend compte que toutes les existences diverses ont leurs racines dans l'Être unique, que de lui elles procèdent. »

— IBID. XIII-30.

« L'araignée émet sa toile de son corps et l'y rétracte ; les herbes poussent du sol, les cheveux de la tête ainsi l'Univers provient de Dieu (!) »

— MUNDAKOP. 1, 1, 7

« De même que d'un feu flamboyant des milliers d'étincelles jaillissent dans tous les sens, ainsi, ô mon bien-aimé, les êtres divers sortent de l'Indestructible et y retournent. »

— IBID. II, I 1. 3. 7.

En créant les Univers, Dieu a pour but de fournir aux âmes les moyens d'évoluer, c'est-à-dire de revenir progressivement à lui. Cette idée plus ou moins clairement est au fond des religions les plus hautes. Par exemple, le christianisme dit : l'homme est sur la terre pour faire son salut.

Sans nombre sont les systèmes cosmiques ;

« Les grains de sable sont peut-être nombrables, mais les Univers ne le sont pas. ».

— DEVI BHAG. IX. III. 7. 8.

Les Hindous appellent ces systèmes des œufs divins avec justesse, car ce sont des sphéroïdes ou des ovoïdes et les mouvements de leurs parties sont circulaires. Par rapport à un système donné, Dieu doit être envisagé dans le temps sous trois aspects, comme créateur, comme préservateur, comme destructeur. Il fait être l'Univers, le maintient dans l'être, puis le dissout quand l'heure en est venue. Tel est le sens de la Trinité, ou Dieu un en trois personnes.

Un œuf divin ou système cosmique comprend sept grandes divisions ou plans et de nombreuses subdivisions. Par essence la matière est la même sur tous les plans, mais du premier au dernier elle devient de plus en plus subtile et le nombre des dimensions de l'espace augmente. Sur le plan le plus bas, le nôtre, l'espace a trois dimensions. Sur les trois plans inférieurs, l'âme doit tourner longtemps sur la pénible roue des morts et des naissances et ce sont ces trois plans seulement qui subissent des destructions périodiques. En eux aucune forme ne dure et eux-mêmes ne durent pas toujours. Ils apparaissent, sont pendant des éons le champ clos où les âmes ahanent vers le parfait : et c'est un jour de Dieu. Puis tout mouvement s'éteint ; la matière sombre dans un repos immense et dans l'homogénéité, les âmes sommeillent jusqu'à l'aube nouvelle : et c'est une nuit de Dieu. Quant aux quatre autres plans, ils ne sont jamais détruits. Par delà l'œuf divin, il y a d'autres univers éternels où des âmes très hautes, des Dieux omniscients et tout-puissants par rapport à nous, s'attardent, soit par charité, pour venir en aide aux âmes inférieures, soit par un ultime attachement au manifesté.

Voit la nuit divine : immobile et homogène, la prothyle[1] repose et de la matière ne garde que les potentialités. Pour des êtres comme nous il n'y aurait plus rien, sauf l'espace, peut-être. Paisibles enfin les âmes se repaissent de l'ineffable sommeil, qu'aucun songe ne visite. Mais l'alouette a chanté. La divine Volonté et la Raison divine redonnent l'impulsion première ; à nouveau la prothyle redevient la matière, c'est-à-dire résiste et se meut rythmiquement, docile aux lois. Les atomes et les planètes reformés courent à nouveau sur leurs orbes et les âmes reprennent avec une ardeur nouvelle leur évolution au point où elle avait été interrompue. Ainsi aux matins de la Terre, dès que, radieux, l'astre auguste reparait sur l'horizon, tout s'éveille et pleine d'allégresse la vie recommence à bruire et à s'efforcer.

Impossible d'exposer ici en détail la cosmogonie hindoue ; il faudrait des volumes. Mais, remarquons en passant, combien elle est grandiose et vraisemblable : la science moderne ne l'a prise encore nulle part en flagrant délit d'erreur grossière, comme elle l'a fait pour la cosmogonie judéo-chrétienne. Si cette science, en s'émancipant, l'avait trouvée en face d'elle, le brutal divorce avec la religion n'aurait pas eu lieu, et cela aurait mieux valu pour tout le monde. Continuons.

Mais, dans les Univers, il n'y a de réellement existant que les âmes ; tout le reste n'est que l'ombre de la substance, non pas illusoire puisque voulu de Dieu, mais contingent, conditionné, un moyen pour une fin.

Qu'est-ce donc qu'une âme ? Nous voici au seuil du plus grand des mystères. Les Hindous eux-mêmes osent rarement formuler en termes clairs la conclusion à laquelle tout nous accule. Toute âme émane de Dieu, mais Dieu est simple, donc indivisible, donc une âme est Dieu tout entier, un aspect de Dieu manifesté. Ce qui sépare deux âmes, c'est uniquement la différence dans l'évolution, deux âmes identiquement évoluées n'en feraient qu'une. Ainsi, au but, en atteignant Dieu non manifesté chacune est Dieu tout entier dans l'état de non manifestation.

Cette conception est à la base de nombreux mythes, celui de la chute, par exemple :

« L'homme est un dieu tombé qui se souvient des cieux ».

— LAMARTINE.

Ou bien encore celui du Christ, de Dieu fait homme et mourant pour nous racheter. En se manifestant, disent les philosophes hindous, Dieu se limite, il meurt et les vies particulières ne sont possibles qu'à ce prix.

« Dans ce monde de la vie, une portion de moi-même, qui anime les vivants et qui est immortelle, attire à soi l'esprit et les six sens qui résident dans la nature ».

— BHAGAVAD-GITA XV. 7.

Un point qu'il ne faut jamais perdre de vue dans tout le cours de ce travail, c'est que l'esprit n'est pas l'âme. Le bien et le mal ne concernent que l'esprit et les nombreuses personnalités successives par lesquelles l'âme s'exprime dans la nature au cours de son évolution ; mais elle-même est au-delà du bien et du mal. Nous reviendrons là-dessus.

Les âmes sont innombrables ; il y en a au moins une pour chaque être vivant, et la vie descend beaucoup plus bas que le monde intra-atomique ; conception remarquablement analogue à celle de Leibnitz, mais plus hardie. À tout phénomène l'âme préside, ici un esprit élémentaire, ailleurs un dieu, il y a une âme de l'atome comme il y a une âme de la Terre ou une âme du Soleil. Les êtres vivants de quelque élévation sont des colonies d'âmes : un arbre, un cheval, un homme en contiennent des myriades. Mais ce qui en fait des individus, c'est que toutes ces âmes hiérarchisées sont subordonnées à une seule, plus avancée que les autres. Si je multiplie un arbre par provignement, l'âme la plus haute de la branche prend la tête et conditionne l'individu nouveau. C'est pourquoi la production artificielle de la vie est parfaitement admissible *à priori* ; si jamais on la réalise, le fait n'aura pas les conséquences logiques que d'avance on lui attribue. Chez l'homme, certains phénomènes laisseraient croire que des âmes assez peu distantes sommeillent auprès de celle qui domine la personnalité, auprès de celle par qui passe en premier lieu l'expérience de la vie. Je fais allusion aux personnalités secondes bien caractérisées comme par exemple celles qu'on a observées dans le cas de Mlle Beauchamp : elles évoquent une idée de parasitisme. Il se pourrait que beaucoup de monstres fussent dûs à une lutte indécise entre âmes, durant la gestation, pour la prépondérance. Bref, tout être vivant, animal ou microbe, est l'un dans le multiple.

Mais il y a plus. Les yogis affirment que des âmes déjà très évoluées peuvent animer simultanément plusieurs corps, c'est-à-dire diriger plusieurs colonies à la fois. Le cas se présenterait quand ces âmes, désireuses de hâter leur définitif retour, voudraient cueillir en même temps le plus possible de la moisson semée par leurs actions passées, moisson qu'il faut moissonner et consommer, quelle qu'elle soit. Plus tard on comprendra mieux.

Ne sourions pas : il y a quelque chose d'analogue dans les phénomènes sociaux. Un homme de volonté s'impose autour de lui, même sans le désirer. Les trois quarts des humains sont des esclaves nés, cherchant un maître comme les chiens, et leur indocilité ne prouve pas leur force, au contraire : un aboulique ne peut pas plus obéir que commander.

L'emprise du magnétiseur n'est-elle pas aussi quelque chose de ce genre ? Sur un champ de bataille, le simple soldat doit marcher et frapper à l'ordre sans penser : pour l'empêcher de penser, il n'est pas rare qu'on lui fasse faire l'exercice sous le feu. L'officier ne doit penser que ce qu'il faut pour faire exécuter les ordres qu'il reçoit. Un seul homme, le général en chef, pense pour toute l'armée et la meut. Dira-t-on qu'une âme ne peut être en deux endroits à la fois ? C'est oublier son immatérialité, c'est oublier qu'elle est Dieu et que Dieu est partout.

Nombreuses à l'extrême sont les formes dont une âme fait partie successivement sur les trois plans inférieurs. Elle n'avance qu'à pas comptés, mais le terrain conquis lui reste : elle ne rétrograde pas. Tous les crimes ne pourront pas faire qu'un homme redevienne un animal : c'est pourquoi si la réincarnation est un fait, la métempsycose ne l'est pas.

Quand une forme se désagrège, les âmes subanimales restent dans la matière, en expectative d'une nouvelle chance ; les autres passent au plan supérieur ; basses, elles y attendent dans un état de demi-inconscience la première occasion de revenir ; hautes, elles y sont conscientes mais reviennent comme l'enfant même instruit revient à l'école ; très hautes, elles y demeurent. La personnalité meurt toute entière avec le corps, mais il en reste le souvenir dans l'âme.

Dans la forme actuelle dépendant d'une âme, dans son véhicule présent se trouvent en germe tous ses véhicules futurs sur tous les plans, comme dans le gland sont en germes le tronc et toutes les ramures du chêne.

Ce dogme des vies successives et ascendantes fut commun à tous les Aryas. Jadis le druide l'enseignait comme le brame. Le barde chantait :

> « J'ai été le grain de sable sur les grèves ; j'ai été le brin d'herbe au bord des fontaines ; j'ai été le chêne sourcilleux ; j'ai été l'aigle au vol puissant ; j'ai été le coursier fougueux ; j'ai été le laboureur et le guerrier. Et maintenant, je suis Taliésin, que les Dieux inspirent. »[2]

Mais il nous faut quitter ces régions trop hautes où l'air porte mal et redescendre dans les domaines réservés aux fils de l'homme.

---

1. Substance hypothétique dont tous les éléments sont censés être dérivés. Note Alicia ÉDITIONS.
2. Entre autres preuves des vies successives, on en donne une en Orient aussi plausible assurément que beaucoup de nos raisonnements philosophiques, mais à laquelle on ne penserait pas en Occident : l'attachement instinctif à la vie. L'Instinct, disent les yogis, n'est que de la raison involutée, de la raison devenue force pure et ne se cherchant plus. Nous tenons à la vie, parce que nous avons souvent et longtemps vécu : cet instinct est une habitude de vivre ; il réside dans l'âme, non dans son véhicule temporaire. Sans vie antérieure, il ne pourrait naître avec nous. L'appeler instinct de la conservation ne nous éclaire pas beaucoup plus sur son origine.

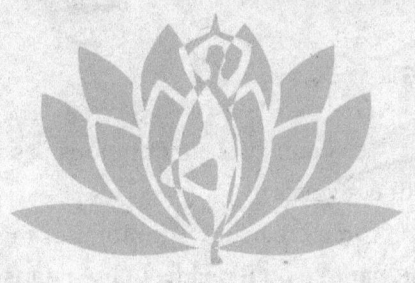

CHAPITRE 3
État humain

Les deux lois fondamentales qui régissent l'évolution des êtres sont : **la loi du karma** et celle **du sacrifice**.

Je conserve ce mot sanskrit karma parce qu'en certains milieux occidentaux il a déjà droit de cité. Au propre, il signifie simplement action ; mais une action a des racines dans le passé, des graines pour l'avenir, des causes et des conséquences : tout cela ne se sépare que par abstraction. Une mauvaise action, par exemple, comporte une quantité donnée de souffrance que nous n'éprouverons que plus tard, comme un soldat blessé ne ressent la douleur qu'après la bataille, mais cette souffrance fait tout autant partie de l'action que la douleur de la blessure ou la chaleur du feu. Tout ce qui vit est soumis à cette loi du Karma, mais ici ne considérons que l'homme.

Cette loi se subdivise en trois autres :

L'homme est porté par ses désirs aux lieux où en sont les objets. Les désirs creusent les canaux par où couleront nos futures activités. En cette vie ou dans une autre, fatalement, nous obtiendrons ce que nous désirons ; de lui-même au besoin l'objet viendra se placer dans notre main : de là ces chances qui parfois stupéfient. Connaissant la loi, surveillons nos désirs et ne nous méprenons pas sur la douceur ou l'amertume du fruit convoité.

L'esprit est une force créatrice. Au moral et même au physique, l'homme est maintenant ce qu'il a jadis pensé ; dans l'avenir il sera ce qu'il pense maintenant. Notre caractère est notre création et se reflète sur nos traits. Laide chose qu'un masque modelé par des pensées viles et stéréotypé par l'âge !

Loin que nous soyons le jouet des circonstances, ce sont nos actions qui font les circonstances. Semez le bonheur autour de vous, plus tard vous récolterez le bonheur : semez la misère et, l'août venu, vous moissonnerez la misère.

Avant l'état humain, l'être vivant obéit à la loi, comme la goutte d'eau à la pesanteur, en esclave. Homme, il peut connaître la loi et la faire servir à ses fins : une loi de la nature n'est pas un ordre, c'est l'énoncé des conditions requises pour obtenir un résultat voulu. Il nous faut agir maintenant dans les conditions créées par notre passé, mais il ne tient qu'à nous d'en créer de meilleures pour plus tard. Nous sommes en état de rapide et perpétuel devenir. Avec l'état humain, le libre arbitre commence à poindre, plus ou moins réel suivant le degré d'évolution de l'individu : nous pouvons donc chaque jour nous rendre un peu plus les maîtres de ce devenir. Vidons le calice amer, mais ne l'emplissons plus de fiel. Mon enfant, tu t'es saoulé du vin de la haine, de l'envie ou de l'égoïsme et tu es malade. À qui la faute ? N'en bois plus.

On dit : je souffre et n'ai pas souvenir d'un acte mien légitimant cette souffrance. Si l'homme que je fus a péché, ce n'est pas l'homme que je suis qui devrait expier. On oublie que l'âme seule compte les personnalités successives qu'elle forme n'importent pas plus que les vêtements du corps. La justice existe, stricte, mathématique, mais par rapport à l'âme immortelle seulement. Ne nous affolons donc pas en constatant que le monde sensible donne un démenti brutal à notre instinct de justice !

On a reproché à l'idée du Karma d'étouffer le sentiment de la charité. Cet homme souffre, il a ce qu'il mérite et je n'ai pas le droit d'intervenir dans la destinée qu'il s'est faite. Sophisme ! Si je puis le tirer de peine, c'est que l'heure de la rédemption a sonné pour lui et c'est que mon propre karma m'offre cette occasion de semer du bien pour moi-même ; si je la néglige, un autre la saisira et j'aurai semé pour moi de l'égoïsme, triste ivraie.

En éteignant tous les désirs, on fait cesser tout karma.

Aussi importante est la loi du sacrifice. Celui-ci consiste essentiellement à donner de sa vie pour favoriser une autre vie ; entendons ici non seulement la vie elle-même, mais tout ce qui rend celle-ci possible ou agréable. Pour se maintenir toute vie absorbe d'autres vies, toute forme s'assimile d'autres formes.

En créant, Dieu se sacrifia ; il mourut dans la matière et le manifesté ne fut possible qu'à ce prix.

Subie sur les plans inférieurs, domaines infernaux de la Nescience et de l'Égoïsme, la loi du sacrifice y engendre la lutte sauvage et sans répit comprise et joyeusement acceptée sur les plans supérieurs, elle y produit l'Harmonie et l'Amour parfaits. Si dans les hautes sphères il y a débat, c'est pour donner, non pour prendre. L'état humain est un plan de démarcation, celui où la Charité point.

Jusqu'à l'homme la loi du Karma et celle du Sacrifice fonctionnent en se faisant exactement équilibre et poussent l'âme en avant de façon mécanique. À partir de l'homme, tout sacrifice n'a que la valeur du sentiment qui l'inspire. Un même acte peut nous porter fort loin en avant, nous laisser sur place ou nous faire revenir en arrière. Quel mérite peut avoir l'ostentatoire aumône, geste d'orgueil ? Prodigue ton cœur avant tout, ô mon enfant, la rédemption est à ce prix ! Et, sache bien qu'un compte exact est tenu de tes peines et qu'au jour de l'échéance la moindre d'entre elles te sera richement payée en bonheur et en joie ! Ne crains pas le martyre : aux hommes il ouvre soudain les portes du ciel, aux animaux soudain celles de l'humanité.

Remémore-toi le mythe sublime du Christ, par lequel on mit naguère à la portée d'une humanité basse encore la divine loi du sacrifice.

Quelques détails de plus ! La vie qui dort dans les minéraux se développe par le sacrifice des formes minérales pour nourrir les formes végétales. Les herbes annuelles nourrissent les grands arbres et les animaux ; parmi ceux-ci les forts dévorent les faibles. Mais petit à petit naissent et croissent la sensibilité, la conscience, la sympathie : on a honte de son animalité d'abord, puis on travaille à la détruire. Et, c'est en nous le règne de la Vertu. Le dieu qui est en nous commence à jeter des rayons fugaces.

Une forme intéressante de la loi du sacrifice est le devoir de procréer. Ce devoir, tous le proclament : et nul n'en donne une bonne raison : car on me permettra de ne pas considérer comme une bonne raison qu'il serait déshonorant de ne pouvoir aligner autant d'hommes que l'ennemi au jour du massacre. Nous devons à des parents ce véhicule grâce auquel nous évoluons maintenant : à notre tour il nous faut fournir un véhicule à d'autres. Nul ne paie aux parents ce qu'il leur a coûté, il doit le payer à des enfants. Sous cette forme, la loi est à la fois subie et joyeusement acceptée : l'instinct accouple les sexes ; le sentiment maternel et à un degré un peu moindre le sentiment paternel sont instinctifs, partant plus forts que l'intérêt, plus forts que l'égoïsme individuel. Mais chez les âmes d'élite, ces sentiments peuvent atteindre des hauteurs imprévues : le père idéal est celui qui se considère comme placé à son poste par Dieu même et agit en conséquence.

Tout progrès individuel ou social doit être payé de sacrifice. Le travail est sacrifice.

La hideuse guerre a toujours été dans le passé le principal facteur du progrès. Pourquoi le nier ? La preuve pourrait être sans peine administrée au contradicteur de bonne foi. Ce répugnant holocauste sera-t-il toujours nécessaire ? Je ne sais. Mais ne contemplons pas les choses sous une face seulement : la guerre à coups de couteau ou de canon n'est qu'une forme de la guerre et ce n'est peut-être pas la plus cruelle.

En résumé, donc, l'état humain est celui où apparait le libre arbitre, où la vertu devient possible, où au lieu d'obéir par contrainte et sans comprendre aux grandes lois de l'Univers, l'être peut comprendre ces lois et leur obéir volontairement et les utiliser pour atteindre son bien suprême, c'est l'état intermédiaire entre la bête en bas et l'ange en haut. Mais géométriquement, il faut se représenter l'espèce humaine comme un cône dont la très large base plonge en pleine fange animale si la pointe aiguë en est près du ciel.

Aussi bien, l'étrange mélange de bassesse et de noblesse, de misère et de grandeur qui est en l'homme a frappé tous les penseurs profonds. Quel être incompréhensible ? Où le classer ? Est-ce un dieu, est-ce une bête ? On peut prétendre l'un et l'autre avec d'excellentes raisons. Quand il s'avilit, il est plus vil que la bête, parce que, sa nature étant plus noble, le sacrilège commis est plus grand. Les contradictions de notre nature emplissaient Pascal d'une surprise toujours nouvelle.

« L'homme n'est qu'un sujet plein d'erreur, rien ne lui montre la vérité, tout l'abuse »

« L'homme n'est que déguisement, mensonge et hypocrisie »

« Condition de l'homme : inconstance, ennui, inquiétude »

« Il est si malheureux qu'il s'ennuierait sans cause d'ennui, par l'état propre de sa complexion »

« L'homme est visiblement fait pour penser ; c'est sa dignité, son mérite »

« Je puis bien concevoir un homme sans mains, mais non sans pensée »

« L'homme n'est qu'un roseau, le plus faible de la nature, mais c'est un roseau pensant. Quand l'Univers l'écraserait, l'homme serait encore plus noble que ce qui le tue, parce qu'il sait qu'il meurt et que l'Univers tue sans le savoir »

« L'homme n'est ni ange ni bête »

« L'homme ne sait à quel rang se mettre. Il est visiblement égaré et tombé de son vrai lieu sans pouvoir le retrouver. Il le cherche partout avec inquiétude et sans succès dans des ténèbres impénétrables ».

« Si l'homme n'est pas fait pour Dieu, pourquoi n'est-il heureux qu'en Dieu ? »

Il serait aisé de multiplier ces citations.

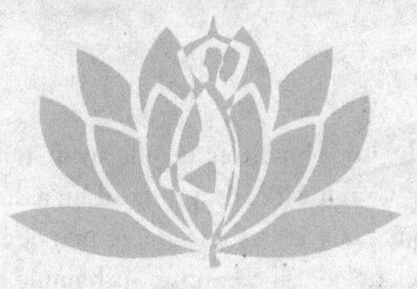

CHAPITRE 4
La Vertu

Ce mot désigna jadis l'ensemble des qualités d'un homme fort et hardi. Ceux de nos contemporains qui par leur mentalité en sont encore à l'âge du bronze, expriment le même concept en disant : C'est un mâle ! Plus tard, on s'aperçut que dans la plupart des cas les qualités de l'esprit triomphaient de celles du corps : le mot vertu fut promu à la désignation de ce concept nouveau. Enfin les meilleurs comprirent que les qualités du cœur sont plus belles que celles de l'esprit, malgré que dans la bataille de la vie, elles ne soient pas un avantage et le mot vertu s'appliqua à l'ensemble des qualités du cœur. En résumé, ce mot a désigné toujours ce que l'homme a considéré comme les plus belles qualités de sa race. Jadis, l'homme vertueux, ce fut l'athlète qui assommait un bœuf ; puis l'homme avisé, Ulysse fécond en expédients ; puis le penseur qui arrache à la nature ses secrets ; enfin, c'est le saint qui a dompté l'animalité en lui-même et réalisé le plus possible de sa nature divine.

Telle a été la progression que l'humanité a suivie dans ses conceptions successives du meilleur. Mais un philosophe récent, Nietzsche, prenant pour idéal, suivant l'usage, les appétits de son propre esprit, appétits en son cas ataviques, troubles, féroces et inassouvis, a prétendu lui démontrer qu'elle avait fait fausse route et devait en changer. Comme idéal suprême, il lui a donné l'homme des cavernes, mais mieux lavé et brandissant au lieu de la massue antique l'outillage de la science : et il a baptisé Surhomme son enfant. Cette fantaisie slavo-tudesque a surpris quelque temps : certains ont crié ; beaucoup, sentant en eux-mêmes l'étoffe voulue pour réaliser d'ores et déjà cet idéal, ont applaudi et passé à la pratique. Il serait temps de sourire tout simplement.

La vertu, c'est le sacrifice volontaire ; c'est le refoulement progressif du hideux égoïsme, dont l'amour vient prendre la place. C'est la bonté en pleine croissance. C'est l'évasion hors de l'étroite prison du Moi dans le Moi de l'Univers.

Ne confondons pas la Vertu, idée d'ensemble, et les vertus. Aucun homme jusqu'ici ne réalisa en lui la vertu totale. Il y a du mauvais chez le meilleur, mais il y a du bon, même chez le pire saint idéal et idéal bandit ne sont que rêveries de poète.

On ne taille un diamant qu'une face après l'autre, une âme ne dépouille guère sa gangue que sur un point à la fois. Mais, le plus près du but est celui en qui reste le moins d'égoïsme : tel est le critérium.

La vraie grandeur et la vraie beauté sont dans la vertu seule. Le vrai grand homme est celui qui, doué de facultés exceptionnelles, les a consacrées à une grande cause ; et une cause est grande ou petite suivant son degré de moralité. Si tout le monde sent cela, les petits esprits, enfermés dans leur coque d'égoïsme, n'en peuvent pas convenir, Dévorés d'envie et de malsaine ambition, ils sont prêts à tout pour étonner. Ne pouvant rien concevoir de préférable à eux-mêmes, dieux d'eux-mêmes, les voilà, pleins de confiance, à poursuivre la gloire par leurs moyens : Érostrate[1] brûle le temple d'Éphèse, celui-ci met une ville à feu et à sang, cet autre monte sur des tréteaux et fait des gestes devant les foules narquoises. Un héros des bouges forme une bande et la mène au meurtre. Telle femme se sent bien sûre de donner au monde, qui en a grand besoin, une religion toute neuve, par la fourberie et des intrigues d'alcôve. Et sur ce champ de foire, tous ces bateleurs hurlent en même temps leur propre gloire et leur haine vers le vrai mérite qui brille au ciel, impassible.

L'évolution humaine embrasse trois vastes degrés : sur le plus bas domine la méchanceté ; sur l'intermédiaire, le besoin d'être le maître, sur le plus haut enfin, la charité.

Les foules ont un instinct très sûr de la véritable grandeur et seule la beauté morale les retourne. Souvent, il est vrai, par inintelligence ou envie, elles infligent d'abord le martyre à l'objet de leur admiration, mais c'est pour se prosterner ensuite plus bas devant son image. Sans le ferment d'une haute idée morale, on peut bouleverser un pays à la façon d'un cyclone, on ne peut faire une vraie révolution. L'intérêt meut un homme, rarement une foule, alors qu'une puérile discussion religieuse peut jeter un monde sur un autre. Oui, certes, le vulgaire admire la force, parce que chacun voudrait tant l'avoir à son service ; mais de l'avis de tous, les grands parmi les grands sont le Christ, Socrate, Lao-tsé, Çakya-Mouni ou Confucius.

Les anciens philosophes ont ramené les vertus naturelles à quatre principales : la Justice, la Force, la Prudence et la Modération. Ces vertus ne s'élèvent pas au-dessus du domaine humain et s'accommodent fort bien d'un égoïsme intelligent. Mais c'est par elles qu'il faut commencer l'ascension et de saints motifs les sanctifient. Cependant, les pures vertus morales leur sont bien supérieures ; celles-ci se résument toutes en la Charité, dont n'existe aucune définition meilleure que ce commandement de l'Église : Il faut aimer son prochain comme soi-même et Dieu par-dessus toutes choses. Comprenons bien : en tout homme, il y a du bien manifesté ou latent et c'est là ce qu'il faut aimer, tout en haïssant le vice ; la haine du vice est encore de l'amour. Voilà le point culminant qui de haut et de loin étincelle sur les collines et les vallées par où serpentent les chemins des hommes. Vers lui on doit marcher, quelques-uns s'en approchent, nul ne l'atteint en ce bas monde.

Presque au niveau de la Charité, l'Église a placé deux autres vertus : la foi en la révélation, l'espérance en la béatitude éternelle. Tort grave. Celui qui s'efforça vers la charité de tout son pouvoir sans croire à une autre vie et sans espérer rien, a bien plus de mérite qu'un autre. N'invoquons pas la faiblesse humaine : ces efforts désintéressés existent et le jeu normal des forces qui sont en nous à la longue nous porterait de lui-même au but.

Enfin, la poursuite de la vertu est la seule qui ne soit pas décevante. Comme on l'a compris, toutes nos activités sont déterminées par d'obscurs ressorts qui nous torturent, des appétits tout-puissants. C'est pour apaiser ceux-ci que nous les satisfaisons ; et la satisfaction les exaspère. Plus l'ivrogne boit, plus il a soif ; plus l'ambitieux de fortune en acquiert, plus il en veut ; plus l'on parle du glorieux, plus il est outré du silence de ceux qui l'ignorent ; et les coups d'épingle lui infligent un supplice plus cruel que celui de la roue. Une passion est une boule de neige qui en roulant devient avalanche. Malheur donc à celui qui, au lieu de la retenir, se laisse emporter par elle ! Représentez-vous un homme rongé d'ulcères, inquiet, torturé et qui chercherait un soulagement à ses maux dans les orgies de l'alcool. L'y trouverait-il ? Mais au contraire s'il devient prudent et sobre, le fou peut se calmer, la guérison et le repos peuvent venir.

En marchant sur le sentier de la vertu, on marche sur le sentier de la paix. L'homme vertueux a compris que tout est vanité et ne désire rien en ce monde. Il sait que les hommes sont douloureux et méchants, parce qu'ils sont malades : il les plaint sans s'irriter. Enfin quand la vertu est parfaite, eu lieu d'être bouleversé d'affreuses vagues, l'esprit est calme comme un miroir et le pur diamant de l'âme brille au travers.

Mais dans la recherche du bien et de la vertu, il faut éviter l'écueil de l'amour-propre. Seuls doivent nous animer le devoir et le désir de détruire le mauvais karma. En faisant le bien, nous ne sèmerons que de la joie, sans doute. Mais, dans les mondes, au fond de la coupe la plus douce : il y a la lie de la satiété d'abord, puis du dégoût en Dieu seulement est la toute-béatitude. Le plus sage est de ne plus semer du tout, pour hâter le retour. Le saint idéal fait le bien comme Dieu, par devoir, détaché, n'attendant rien de ses œuvres.

Mais l'amour-propre est chose subtile : il prend toutes les formes comme Protée. À un moment donné, il est énorme, offusque tout ; l'instant d'après, il est microscopique sans avoir rien perdu de sa puissance. Quand, de bonne foi, son maître croit l'avoir tué comme un mauvais chien, il reparait sous le masque le plus inattendu et redevient l'idole du logis. Il consent à se haïr lui-même, pourvu qu'on le laisse exister. Bref, c'est l'ennemi le plus redoutable. Et cependant il faut le vaincre, car c'est le serpent qui de ses anneaux nous lie à la roue des mondes où il nous manquera toujours quelque chose.

C'était la Pâque : de tous les coins du pays des foules étaient venues à Jérusalem. Écœuré, Jésus s'en fut errer seul au désert. On était vers la sixième heure du jour et le soleil d'Arabie dardait verticalement ses rayons sur les sables. Or, ayant vêtu un corps d'homme, le fils de Dieu fut las en son corps comme un homme. Il mit sa tête à l'ombre d'une pierre et s'endormit.

Et voilà que de tous côtés, bien loin par-delà l'horizon, les bêtes sentirent la divine présence. Pacifiées, elles vinrent se coucher autour de lui. Il eut le serpent au venin mortel, le lion formidable, le tigre souple, l'hyène puante ; mais il y eut aussi, libres de crainte, la colombe ou l'agneau timides. Jésus s'éveilla et leur sourit comme une mère à son premier-né. Et toutes les bêtes gémirent : Rabbi, oh ! sauve-nous, rachète-nous ! Alors le maître prit la parole et les instruisit : « je ne puis sauver ni racheter personne, chacun doit se sauver et se racheter lui-même. Mais vous êtes tous appelés et vous serez tous élus. Le satan lui-même échappera un jour à la géhenne. Si je suis venu, c'est pour montrer la voie. Toutes les misères de ce monde sont engendrées par l'égoïsme et les passions. C'est l'égoïsme qui arme la bête contre la bête, l'homme contre l'homme, l'épouse contre l'époux, le fils contre le père. Or, il faut que l'égoïsme soit détruit. Vous oubliant vous-mêmes, Aimez ! Voyant mon père en chaque être, chérissez mon père en chaque être. Et bientôt, comme les herbes du désert aux feux du ciel, les actions mauvaises ayant été consumées aux feux de la charité, nous serons tous recueillis au sein de mon père, où le mal n'a pas d'accès ».

Ravies, les bêtes l'écoutèrent jusqu'à ce que le soleil eut disparu derrière les monts de Juda. Alors la roue du karma, un instant immobile, se remit à tourner pour chacune d'elles. Et, Jésus vint reprendre sa tâche ingrate parmi les hommes.

---

1. Incendiaire du temple d'Artémis à Éphèse, considéré par les historiens comme l'une des sept merveilles du monde.

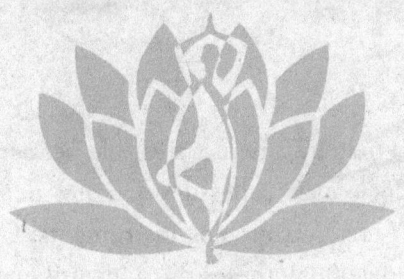

CHAPITRE 5

Les successives et imparfaites Consciences que l'âme sur la voie du retour a du manifesté

Si donc, par hypothèse, une âme est un dieu tombé par une chute prodigieuse jusqu'au point mort de l'inconscience totale, du Mal absolu, de la Matière en un mot ; mais qui, oiseau invulnérable, reprend aussitôt son essor pour remonter progressivement jusqu'à l'azur infini de la toute conscience, du bien absolu, de l'esprit pur, de Dieu, l'homme est déjà loin de ce point mort. Grand est déjà le nombre de ses expériences, de ses épreuves, mais aussi de ses triomphes. Alors comment se fait-il que de toute cette antiquité rien ne reste, sinon dans la structure intime de notre conscience actuelle, du moins dans la mémoire ? L'éveil serait-il discontinu, fait de jours de moins en moins pâles, mais séparés par des nuits ? Quelque chose de ce genre existe : Si au fond d'elle-même l'âme retient tout le passé et même entrevoit tout l'avenir, avec chaque nouveau corps, à chaque personnalité nouvelle formée pour un résultat bien défini, elle limite ses souvenirs et ses aspirations aux besoins présents, sans doute pour ne pas se laisser distraire de l'œuvre immédiate et aussi parce que les possibilités de s'exprimer dans et par la matière sont restreintes.

L'âme est lointaine, l'esprit n'est pas immatériel et, bien qu'il soit situé très loin de la matière à nous accessible, ses activités ne sont pas toujours sans analogie avec celles des activités de cette matière qui tombent sous nos sens ou sous nos instruments. C'est pourquoi les échafaudeurs pressés d'hypothèses dites scientifiques, présomptueux jusqu'au délire en présence des progrès d'ailleurs louables de la science positive au siècle dernier, ont proclamé que l'homme, l'âme ou l'esprit ne sont plus des mystères : « l'homme est un cerveau servi par des organes, la pensée est la fonction du cerveau ; le cerveau mort, tout est mort ». L'état aigu de cette mauvaise fièvre a duré quarante ans ; aujourd'hui enfin le calme et le bon sens reviennent. Très écouté, Bergson entre autres parle comme les philosophes d'antan avec de meilleures preuves à l'appui de ses dires : « le cerveau n'est pas à proprement parler, organe de pensée, ni de sentiment ni de conscience ; mais il fait que conscience, sentiment et pensée restent tendus sur la vie réelle et par conséquent capables d'action efficace : il est l'organe de l'attention à la vie ».

La science moderne est une jeune dame vaniteuse. Elle brandit une aune et clame :'« il y a moi et je mesure tout ce que je ne mesure pas n'existe pas ». Mesurez donc, ô toute-belle, le rapport entre la pensée d'un Newton, d'un Pasteur, voire du dernier des Hottentots et quelques grammes de substance grise que de hideuses bestioles ont dévorée sans que ce fût même pour elles un aliment de choix. Argument non scientifique, oui, mais qui généra tant qu'on ne lui opposera que le mépris.

Il est de mode aujourd'hui de prôner très haut les bienfaits rendus par la science à la civilisation. Ô fous ! L'état créé par le prétendu progrès fait frémir. Loin de soulager la majorité des hommes, la machine ne sert qu'à en gaver un sur dix mille sans le satisfaire : elle emprisonne et broie le reste. Les villes, énormes abcès, rongent les campagnes. Les ressources de la planète, que la nature mit des millénaires à créer, sont gaspillées sans souci du lendemain. Ce qui a progressé pour de bon, c'est l'art de détruire. Les rouages sociaux se sont enchevêtrés et compliqués à plaisir ; toute l'humanité n'est plus qu'un grand corps secoué de fièvre. — Quant au progrès moral, il est négatif : plus de bienveillance, plus de politesse ; monstrueux égoïsme partout. Le mécontentement, la haine couvent. Chaque nation rêve d'étrangler sa voisine et s'y prépare. En vérité, je vous le dis, l'homme ne vit pas seulement de pain et de poudre : il lui faut l'âme et Dieu. La vraie civilisation, le vrai progrès, la vraie science viendront plus tard et seront faits de toujours plus de moralité et de bonté. Si nous continuons dans le chemin où nous sommes, nous roulerons dans une rouge barbarie, pire que celles d'autrefois. Mais la science ne peut-elle donc rechercher l'âme et sa destinée ?

Bergson a dit : « Si la science moderne, au lieu de faire converger toutes ses forces sur l'étude de la matière, avait débuté par la considération de l'esprit, notre psychologie serait probablement à la psychologie actuelle ce que notre physique est à celle d'Aristote ». Il semble que les Hindous aient débuté par la considération de l'esprit et que s'ils connaissaient moins bien que nous la matière pondérable, ils connaissent l'esprit beaucoup mieux.

Les méthodes des yogis, et surtout quelques-uns des résultats auxquels ils prétendent arriver, nous sembleront absurdes. Mais notre propre discipline nous enseigne qu'il ne faut rien conclure sans vérifier. Celui qui hausse les épaules au premier coup d'œil et passe risque fort d'être un sot.

La conscience cérébrale, dite aussi normale ou claire, est une seule étroite raie d'un vaste spectre. Cette raie est délimitée par le cerveau ; en d'autres termes, la conscience normale est conditionnée par le cerveau. Elle s'est allumée petit à petit, au fur et à mesure que l'organe prenait de la force ; elle s'éteindra quand l'organe sera détruit, mais en laissant dans nos véhicules plus durables et plus subtils, ainsi qu'en l'âme, plein souvenir de ce qu'elle éprouva et combina.

J'ai été une plante puis un animal, par hypothèse : néanmoins jamais, en aucune façon, ma mémoire d'homme ne pourra évoquer ni ma conscience d'homme se représenter les images que j'eus étant plante ou animal. Il est des cas pathologiques où la conscience d'un être humain tombe au niveau de celle d'une bête, voire au-dessous, celui des idiots ou des crétins, par exemple ; mais elle ne peut être de même nature, parce qu'un cerveau humain, même détérioré, est encore humain. Au reste que valent par rapport au réel toutes les images mentales de n'importe quel être vivant ? N'étant pas le réel, mais la création d'un mauvais miroir à l'occasion du réel, dans un seul miroir, le même, ces images peuvent se reformer identiques. Seulement à la grande aube de la liberté définitive, tout ce passé prodigieux me réapparaîtra sans une ombre d'oubli et je sourirai de mes illusions.

Ma conscience cérébrale ne peut pas davantage refléter les intuitions que je puis avoir pendant une activité et un réveil accidentels dans un véhicule plus subtil : celles de l'extase sont incommunicables ; autant d'essais, autant d'échecs.

Le local étroit ou nous travaillons maintenant est presque une cage ou une prison ; il le fallait ainsi. Et l'esprit s'y débat, heurte les barreaux de ses ailes, prouvant ainsi que la cage et lui, cela fait deux.

Nous pensons, rien n'est plus évident, mais une très petite partie de nos pensés s'élabore dans la conscience claire, si même il y en a. Nous n'assistons pas à cette élaboration et le résultat émerge soudain, en bloc ou peu à peu par fragments inégaux. La conscience claire semble le bureau où l'on reçoit les commandes et où on les livre, non l'atelier où on les exécute. Dormir sur un problème ou l'oublier pour un temps est souvent le meilleur moyen de le résoudre. « La nuit porte conseil » ou « l'idée vous vient », dit avec justesse le vulgaire. Le bachelier de dix-sept ans est un pauvre enfant aussi ignorant et aussi sot que tout autre, mais on a semé en son esprit et, si le terrain est bon, la moisson poussera drue toute seule. Dans l'hypnose, la commande étant faite presque directement à l'atelier l'on a moins à craindre un contre-ordre.

Penser fatigue. Cependant l'esprit pense comme le soleil brille, par nature : c'est la projection de la pensée dans la conscience cérébrale qui exige un travail et fatigue. Ainsi non seulement la pensée n'est pas, la sécrétion du cerveau, mais celui-ci la gêne.

Le génie est la pensée humaine à sa plus haute puissance. Il suppose un esprit évolué et un cerveau exceptionnellement parfait et sensible. L'homme de génie commande à un grand nombre de pensées, venues de partout, et ainsi a l'occasion de saisir des analogies lointaines ; ensuite il projette sans peine dans la conscience cérébrale le travail fait. De là le sentiment qu'on l'inspire, qu'on lui dicte, qu'il n'est pas l'auteur véritable. Cette illusion s'est toujours produite ; et jadis le prophète chanteur, avant de vaticiner, ne manquait pas d'invoquer son génie. Ainsi sont nés Apollon et les muses. Virgile les priait sans croire en eux, mais son précurseur de l'âge de la pierre avait plus de foi. Enfin, une inspiration véritable, par une intelligence extérieure, est aussi un fait probable en des cas exceptionnels.

Donc aux opérations de la pensée prennent part tous les véhicules de l'homme et non pas seulement le véhicule physique et son cerveau. Mon cadre étroit m'interdit les détails. C'est dans l'âme qu'est le principe de la pensée évidemment ; cependant l'âme elle-même, contemplant directement la pure vérité, ne la cherche pas, ne pense pas. L'idée du moi remonte aussi à l'âme, partant à Dieu unique et simple. Profonde, cette idée est sous-jacente aux personnalités multiples que la maladie peut déterminer en un même individu.

Oh combien lourd est le véhicule physique ! À le traîner, l'esprit se lasse et cherche parfois à l'oublier par les ivresses.

Bien que l'esprit de l'animal dépasse de beaucoup sa conscience cérébrale, ainsi que le prouveraient à elles seules les expériences des chevaux calculateurs, plus grossier, il s'accommode mieux que le nôtre du poids du corps. Aussi jamais les animaux ne deviennent des toxicomanes. J'appelle ainsi tous ceux qui par un poison cherchent à atténuer la sensation du corps, les passionnés des alcools, de l'opium, ou de toute autre drogue analogue. Quoique le toxicomane devienne souvent plus vil que la bête, son vice est une marque de sa supériorité sur la bête : il est un homme faible ou lâche, mais un homme.

Après les ivresses, mais bien au-dessus, je placerai les enthousiasmes, les états où l'esprit, emporté par sa propre vigueur, oublie le corps ou le galvanise, s'envole sur sa chimère, parfois belle, piteuse parfois. En cet état, l'homme ignore l'impossible, se rit du danger, éprouve un vague désir de quitter la carcasse. Le soldat emballé a comme un espoir de mourir : le poète se sent planer dans l'azur ; l'âme religieuse est presque transportée en l'autre vie. L'amoureux entrevoit de merveilleux édens et délire : sa belle est une sirène, un ange, une étoile, le soleil. Terribles sont les chutes du haut de l'enthousiasme, quand par exemple l'amoureux revenu au bon sens s'aperçoit que son étoile et son ange, c'est une lourde femelle à l'âme à peine humaine. Surveillons ces envolées et nos rêves, tant qu'il faut porter le fardeau du corps.

La démarcation entre les esprits semble moins tranchée qu'entre les corps, du moins entre certains esprits unis par la sympathie ; la distance n'existe pas pour eux et n'interrompt pas leur commerce. Quand sous une forme quelconque les messages qu'ils se transmettent pénètrent dans la conscience cérébrale, nous avons la télépathie.

Il y a d'autres états où l'esprit non seulement sent moins le corps, mais où il l'a réellement abandonné en partie, Ce sont les états de sommeil, de tous les sommeils, superficiels ou profonds : sommeil naturel, hypnose, narcose, léthargie, coma. Dans ces états, l'esprit éveillé plus ou moins sur un plan supra-sensoriel y perçoit et y agit plus ou moins consciemment, mais il est rare qu'un soupçon de cette activité se glisse dans la conscience cérébrale : maint rêve a une origine de ce genre. L'homme en léthargie y est plus conscient que l'homme simplement endormi.

Enfin — cas observables et instructifs — l'homme en ces états peut par exception agir au loin sur la matière pondérable et produire avec intention d'autres phénomènes de télépathie.

Plus complet encore, quoique toujours inégal suivant les cas, est le réveil dans l'extase mystique ; dans l'extase des yogis, due à un entraînement systématique, il est souvent parfait. L'extatique a des intuitions qui s'imposent à lui avec un degré d'évidence plus grand peut-être que nos perceptions sensorielles, mais il n'en peut donner aucune idée. Les sens physiques n'y ont point part. L'espace et le temps ont disparu. Les vérités aperçues peuvent se rapporter à ce monde-ci : divination, lecture dans les cœurs, découvertes soudaines, vue à distance ; mais les plus importantes sont d'ordre métaphysique. La raison doit les passer au crible comme nos perceptions d'ici-bas. Cette contemplation s'accompagne de délices dont toutes nos joies ensemble ne sauraient approcher. Enfin, ce qui prouve qu'il a mis le pied dans des régions sublimes, l'homme qui sort d'une extase d'ordre élevé est pour toujours en possession de la lumière : il ne doute plus, il n'hésite plus. Métamorphose complète, le bandit est devenu un Saint, l'indécis un homme résolu pour le bien.

Tous les grands fondateurs de religion ont connu l'extase mystique. Ils croyaient parce qu'ils savaient d'intuition directe. Si leur prédication fut si efficace, c'est qu'au fond de tous les cœurs couvent les vérités métaphysiques, comme le feu sous la cendre. Chez ces hommes, l'état extatique forma parfois, immédiatement au-dessous de la conscience normale, une seconde conscience continue, qui échauffait et illuminait la première. Cela produisit ici encore l'illusion d'une révélation par une intelligence extérieure.

Mais l'extase spontanée, même d'ordre élevé, est créatrice de force et dangereuse parce que impure : ne révélant la vérité que partiellement, elle engendre le fanatisme qui a fait tant de mal. Le yogi, qui jouit de l'extase pure, est au contraire le plus tolérant des hommes.

Dans cette triste vallée où tu es malheureux, ô mon fils, ne t'attarde pas. Regarde ! La tiède lumière inonde les hauteurs, avec la vie et la joie. Le sentier n'est pas si rude. Et si tu voulais croire combien sont beaux et doux au cœur les pays où elle te conduit, tu rassemblerais tout ton courage et tu marcherais, sans plus craindre ni la fatigue, ni la pente, ni les épines, ni les reptiles ni les cailloux.

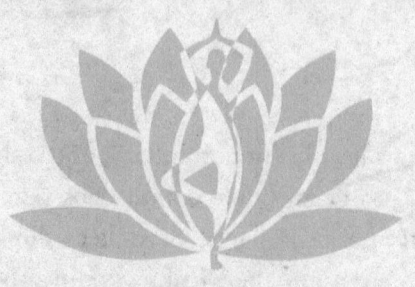

CHAPITRE 6

Du Corps et Comment le traiter

L'écolier le plus appliqué doit, avant d'être instruit, fréquenter l'école des jours nombreux ; il faut à l'homme des vies nombreuses pour s'assimiler les leçons que l'on apprend sur la Terre.

Après un repos, quand l'heure du retour a sonné, l'esprit songe à se fabriquer un nouveau corps, entreprise difficile et que seul, il ne mènerait pas à bien, si des frères plus avancés et plus sages ne lui venaient en aide : la terre a ses lois, il faut s'y conformer.

Toutes nos actions passées doivent se développer jusqu'en leurs ultimes conséquences, sans rémission ; cependant on peut suspendre le cours de telle ou telle pour un temps. Or, elles sont trop nombreuses et parfois trop contradictoires pour être laissées en œuvre toutes ensemble : le Karma qu'à chaque vie nous vivons est le résultat d'un choix. Ensuite, il faut trouver les procréateurs appropriés, dont la nouvelle personnalité subira l'influence bonne et mauvaise non seulement pendant la gestation mais parfois jusqu'au-delà de l'adolescence. C'est l'hérédité. Toutefois, rien n'est fatal ; la passivité est plus ou moins grande suivant les individus : on souligne volontiers des ressemblances entre engendreurs et engendrés qui appuient de doctes théories, on laisse passer inaperçues des différences totales. Mais les suggestions venues des parents ne peuvent laisser d'être toujours nombreuses et puissantes : l'esprit absorbé par l'édification d'un corps nouveau et la formation de cette personnalité nouvelle a dû emprunter des matériaux, prendre des modèles, abdiquer sa spontanéité et refouler à l'arrière-plan sa conscience suprasensoriale. Mais tel fils qui à vingt ans est au physique et au moral le vivant portrait de son père lui ressemblerait à peine s'il avait vécu loin de celui-ci dès sa naissance. Prenons garde : nous avons prise sur nos défauts tant qu'ils sont en nous ; quand nous les avons imprudemment transmis à autrui, ils nous font bien plus souffrir et nous ne pouvons plus rien sur eux.

La très grande majorité des hommes est constitué d'esprits faibles qui ne conquièrent jamais leur indépendance. Beaucoup tombent dans la contradiction systématique : un petit nombre d'hommes véritables s'affirment, capables de concevoir un idéal et de le réaliser : ceux-ci ont jugement et volonté ; ils passent au crible toute suggestion du milieu et ne laissent passer que ce qui leur plait. Changer un caractère, même en ses assises profondes, est œuvre possible ; elle exige un long et patient travail mais tôt ou tard il nous faudra l'entreprendre.

Pour cela et avant tout ne détruisons pas notre force en la niant : ayons cette foi qui est, dit le Christ, capable de déplacer les montagnes. Avec les conditions qui nous sont faites au moment de notre naissance, il y a un maximum de résultats que nous pouvons obtenir par notre activité propre, car nous ne sommes pas des automates. Approchons de ce maximum.

Il est des imperfections physiques, de pénibles infirmités qui sont les conséquences d'actions anciennes et qui ne céderont pas à nos efforts : nous les avons voulues nous-mêmes avant de naître, comme rédemption. Sachons maintenant nous y résigner de bonne grâce. Mais, sauf ces cas extrêmes, l'esprit ne perd pas tout son pouvoir sur le corps qu'il a bâti. Au fur et à mesure que la conscience cérébrale a pris de l'extension, les capacités du constructeur ont passé à l'arrière-plan ; mais il sait encore exécuter subconsciemment certaines réparations : c'est lui qui cicatrise les blessures. Certains animaux à qui on ne saurait sans exagération attribuer une conscience analogue à la nôtre restent capables de refaire en entier un membre amputé. Chez nous-mêmes il y a de grosses réparations possibles encore dans l'enfance et qui plus tard ne le seront pas. Chez l'adolescent et l'adulte normalement les idées réparatrices doivent franchir la barrière de la conscience cérébrale, or trop souvent elles s'y croisent avec leurs contraires et sont éteintes par cette interférence. Apprenons à laisser passer les bonnes idées et n'arrêter que les mauvaises. Sachons que nous pouvons y arriver. Quand l'esprit s'apaise et ne raisonne pas, quand le sommeil va nous envahir, dans la rêverie, caressons l'idée bienfaisante sans douter de son efficacité : elle pénètrera et agira, car toute idée est une force qui, non détruite par une autre, agit et s'accroît. Certes, on n'arrive pas sans étude ni entraînement à savoir s'auto-suggestionner ; mais les bienfaits qu'on en retire valent qu'on l'apprenne. Quand nous le saurons, nous aurons soin d'appuyer toute notre vie sur une solide et profonde assise d'idées de joie, de force et de santé.

Si l'auto-suggestion, qui favorise la patiente réfection de soi-même par soi-même, est vivement à recommander, il n'en va pas de même de la suggestion extérieure. Autant la première est dynamogène, autant la seconde est le contraire. Elle rend l'être pareil à une barque sans voile, sans gouvernail ni aviron. Pour en arriver là, il n'est pas indispensable de se soumettre à des pratiques hypnotiques. Tous ont connu de ces femmes et de ces hommes parfois chenus qui, bébés impuissants, ont besoin qu'on les dorlote, qu'on les amuse, qu'on les encourage, qu'on les console. Honte sur vous, roseaux pourris ! Un bandit volontaire est plus près du but que l'honnête homme passif. Sachons nous suffire ; n'attendons rien d'autrui, ni aide, ni admiration, ni même de sympathie. Donnons de tout cela sans compter, mais que ce ne soit pas un placement à intérêts ! Il faut s'affranchir, du vice au dedans ; de toute mainmise au-dehors. Quant à la maladie, mieux vaut souvent en mourir que d'en devoir la guérison à un suggestionneur, même honnête, comme il vaut mieux grincer de douleur que d'en appeler à la morphine.

Qu'on m'entende bien ! Je ne dis pas que la foi en la santé puisse nous préserver des accidents ou en neutraliser toutes les suites. Une balle peut nous tuer et aussi une mauvaise fièvre. Mais toute maladie est un composé, où les éléments subjectifs, toujours nombreux, dominent le plus souvent et quelquefois constituent l'état à eux seuls. Ces éléments, l'homme de caractère et de sang-froid les met hors et par là triple ses chances. L'enfant guérit vite et souvent, parce qu'il n'est encore qu'une vie et non une pensée. Du même coup reçu, les uns sourient, les autres meurent. Un peu de stoïcisme diminue au propre la somme de nos douleurs et augmente celle de nos jours. Ceux qui s'aiment trop en leur corps, en deviennent les martyrs, mais odieux.

De ce qui précède, il suit que nous ne saurions nous passer de l'hygiène, qui peut être résumée en ces quatre mots : air, lumière, propreté, mesure. Il ne devrait même pas être question des hideuses passions physiques. Se vautrer dans l'ivresse, se bourrer de victuailles, se comporter en étalon libidineux, est-ce d'un homme véritable ? Les plus à redouter sont les abus sexuels, qui consument directement toutes nos forces nerveuses. Sans exagération, il faut tendre à la chasteté, surtout quand il neige sur nos têtes. Et puis, alors que l'homme soumis aux cartes ou au vin n'a qu'un bourreau, lui-même, le luxurieux en a deux, lui-même et l'autre : née pour obéir, la femme punit celui qui par vice s'humilie devant elle et abdique.

Il est moins vil mais bas aussi et laid de tirer vanité de son corps, de le cultiver pour lui-même et sans but moral. Qu'est la beauté du corps auprès de la beauté de l'âme ? Tous les jeux en grand honneur aujourd'hui, tous les exploits dont retentissent les gazettes méritent le sourire qu'on a pour les bruyants ébats de l'enfance.

Mais évitons de même les excès contraires, comme les macérations, flagellations, mortifications et autres austérités de certains maniaques religieux, ayant pour but de châtier le corps. Châtie-t-on un outil ? Non, on en a soin et on s'en sert pour une œuvre belle et bonne.

Quoique la médecine soit un art très primitif encore, on y trouve quelques conseils et quelques recettes utiles. Mais, il y a le médecin, homme à l'éducation professionnelle violemment matérialiste, qui agit dans tous les cas comme si son client n'était rien qu'une machine physico-chimique dont lui, médecin, connait les rouages. N'aura-t-il même pas bientôt des pièces de rechange à offrir ? Certes la chirurgie, qui exige surtout de l'audace et des doigts agiles, a fait de grands progrès, mais on exagère ses services. On lui compte comme succès tous les cas où le patient ne trépasse pas sous le couteau et on oublie tous ceux où il ne peut surmonter l'ébranlement nerveux et meurt sans prévenir peu de jours ou peu de mois après l'opération. Les bêtes, moins imaginatives, résistent mieux. Il faudrait agir sur l'esprit, mais un grand maître ne saurait s'occuper d'une naïve hypothèse. Malgré la capitale découverte des infections, la médecine proprement dite est peu avancée et on peut se demander si elle guérit plus de malades qu'au temps de César Auguste. C'est que le médecin, loin de prêter main forte à l'esprit, l'ignore, le gêne, le décourage. Un honnête praticien peut être plus dangereux dans son quartier qu'une épidémie ; par ses paroles, ses attitudes, ses ordonnances suggestives, il sème la maladie. Un mot peut tuer, si un mot peut guérir ; une parole venue du cœur a souvent plus d'efficacité qu'une drogue chère, mais ces messieurs ne le savent pas et n'ont pas intérêt à l'apprendre.

J'ai supposé un médecin honnête homme. Que ne pas craindre alors de celui qui ne l'est pas ? Qui n'a ni cœur, ni morale, mais qui a d'énormes appétits ? Qu'un parchemin, des complicités, des associations couvrent contre toute responsabilité ? Il y a une question médicale et grave.

Plus tard, beaucoup plus tard, quand une vraie civilisation sera venue à poindre, le prêtre et le médecin seront le même homme. Mais ce prêtre-là ne sera pas un produit de séminaire ; ce sera celui dont jamais on ne pourra se passer, l'homme grave, désintéressé, touché d'un reflet de l'au-delà : cœur tendre, ayant compassion de ses frères qui subissent l'épreuve sans même savoir que ce n'est qu'une épreuve ; homme incapable de maudire et laissant chacun rendre à Dieu le culte que chacun sait.

Quoi qu'il en soit, si, pour découvrir le pur diamant de l'âme, il faut calmer les vagues de l'esprit, c'est par le corps qu'il faut commencer. Celui-ci doit servir sans bruit ni plainte et se laisser oublier ; nous permettre de méditer à l'aise, aussi longtemps qu'il nous plaît, ou même de nous absorber tout entiers dans la contemplation d'un détail de ce monde parfois si beau, le triangle dentelé d'une feuille de lierre luisant dans le soleil, ou des frênes balançant leur tête dans l'azur, par exemple.

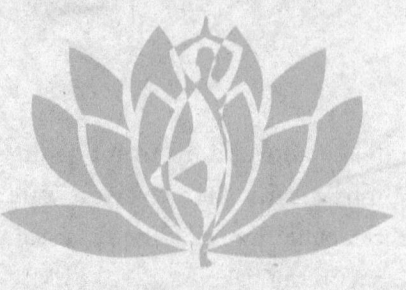

CHAPITRE 7
L'Âme et l'Esprit

Religions et philosophies, en notre occident, se sont montrées également incapables et parfois insoucieuses de définir leur principal objet, le concept d'âme. La religion me tient en réserve de dures peines si je doute de l'immortalité de mon âme. Mais qu'est-ce donc au juste qui est immortel ? Est-ce ma vanité, ma méchanceté, l'hétéroclite érudition dont je suis encrassé ? Pourquoi ne précise-t-on pas ? À ce sujet, les philosophes se rangent en trois écoles : les matérialistes, les dualistes et les idéalistes. Les matérialistes rient dans leur éventail quand il est question d'un principe immatériel et on en est tout interdit ; mais ils doivent noyer dans leur mépris tant de bons arguments, voire de faits établis, qu'on hésite à leur emboîter le pas : le mépris, parfum de salon, ne devant, disent certains, embaumer ni le cabinet du penseur ni le sévère laboratoire. Les dualistes tranchent et séparent si bien qu'ils ne peuvent plus raccorder solidement. Les idéalistes, eux au moins, sont des logiciens impeccables et on les embrasserait, eux et leur théorie, si celle-ci ne venait se fracasser contre l'absurdité du solipsisme : *solus ipse sum*, il n'y a que moi au monde.

Nos langues naturellement ne peuvent être précises là où la

pensée ne l'est pas. Âme, esprit, cerveau et bien d'autres termes ne sauraient dire où commence ni où finit leur domaine.

Les hindous sont plus précis. Dans un jugement quelconque, l'âme se désigne elle-même, implicitement ou explicitement, par Je : je suis bon ; (j'affirme que) le soleil brille. L'âme est le *sujet* qui connait ; mais *l'objet* qu'elle connaît est toujours en dehors d'elle : l'idée d'une âme à la fois sujet et objet est absurde. Aussi longtemps qu'elle demeure dans le manifesté, l'âme ne peut à la fois connaître et se connaître, parce qu'elle est en proie à la Nescience[1]. Au reste nescience et manifesté sont des termes presque équivalents. Si par une illumination soudaine l'âme passait de la nescience à la science[2] et pouvait se connaître en sa vraie nature, elle se découvrirait identique à Dieu et le manifesté aurait fui comme un brouillard.

Le seul jugement que l'âme ait le droit en son état actuel de formuler sur elle-même est : *je suis*, sans prédicat. Elle ne peut être, d'une véritable existence, sans le savoir ; mais chaque fois qu'un prédicat accompagne la copule, ce prédicat s'applique à tout autre chose qu'à l'âme. « Je suis moral » veut dire : je (l'âme) affirme que mon esprit est moral. « Je suis malade » contient : je suis, mais je m'ignore et ce corps, que je prends pour une partie de moi-même, est malade. Le matérialiste qui dit : « l'âme n'existe pas » exprime ceci : je (qui suis) affirme que je ne suis pas.

Dieu est infini d'un nombre infini de manières[3]. Ce terme d'infini ne doit pas uniquement éveiller en nous des idées d'étendue et de durée sans commencement ni fin : il contient bien autre chose. En tout cas il contient le moins au même titre que le plus. Le fini n'est point son contraire, le fini est compris dans l'infini. La nescience est un état ou Dieu consent à s'ignorer pour que le fini soit possible. Elle embrasse une échelle incommensurable : elle va du zéro de l'ignorance de soi compatible avec l'être jusqu'au point de la connaissance absolue de soi ; en cet intervalle furent, sont et seront logés les univers réalisés ou possibles avec tous leurs phénomènes, avec leurs imperfections et leurs beautés, leurs joies et leurs désespoirs. Donc, ignorance de soi, découverte de soi chaque fois qu'une âme quitte le manifesté, connaissance absolue de soi, voilà encore trois états coexistants de l'Existence une, voici encore une Trinité divine.

On doit saisir maintenant la différence de ces concepts : âme, esprit. Ce que les psychologues analysent n'est point l'âme, c'est le voile au travers duquel l'âme regarde le monde. De même que le clair de lune n'est rien sans le soleil, l'esprit avec toutes ses facultés n'est rien par lui-même : il représente simplement, à tout moment donné de l'évolution d'un être, l'ensemble des suppositions plus ou moins inexactes d'une âme à propos d'elle-même et du monde. Aucune intelligence, aucune pensée, même celle d'un être inconcevablement plus élevé que l'homme, ne peut atteindre l'essence des choses : l'âme seule peut contempler le réel.

L'esprit est appelé souvent le principe pensant et la pensée résulte des incessantes et multiples transformations de ce principe. Considéré par nous du même point de vue que l'Univers, l'esprit nous apparait comme un ensemble compliqué d'appareils élaborant les formes les plus subtiles des énergies de ce monde. Excluant les organes trop grossiers du corps physique, nous dirons : l'esprit est l'ensemble des appareils de la connaissance appartenant à nos véhicules ultra-physiques. Dans le plus subtil de ces véhicules est la Raison. Parfois l'esprit est appelé sans impropriété le sensorium commun. Notre intelligence et notre pensée élevées peuvent, comme leurs véhicules, durer des éons : cela dépend de notre volonté ; mais on comprend qu'elles ne sont pas éternelles et qu'il n'est pas désirable qu'elles le soient.

Encore un mot sur le processus de la pensée. Voici un livre ! En soi qu'est-ce au juste ? Je ne sais. Mais cet x inconnu agit sur moi par mes sens physiques d'abord, puis par les facultés de mon esprit, un immense travail s'opère en moi d'où saillent deux idées fondamentales, celles de sujet et d'objet ; la résultante est l'image du livre. Mon esprit s'est transformé en cette image.

Représentons-nous métaphoriquement l'esprit comme un lac, dont les eaux sont agitées en tous les points de leur masse par des tourbillons violents et dont le fond est vaseux. Pour qu'on aperçoive le sol de ce fond, il faut que la vase disparaisse et que le tourbillonnement prenne fin. Pour que l'âme apparaisse, il faut que la conscience morale soit lavée de toute souillure, que les vibrations de nos actions se soient éteintes, que la pensée, après s'être développée et ennoblie, se soit enfin calmée.

Au cours de son évolution, la pensée passe par trois grands stades : au premier, elle est grossière et ne peut se fixer ; au second, elle veut dominer et jouir ; au troisième, elle est sereine, d'une sérénité qu'elle a conquise par la plus intense activité : l'esprit alors reste immobile comme la flamme d'une lampe abritée contre tous les souffles. La maniaque recherche des satisfactions grossières, puis la poursuite des chimères comme la gloire sont utiles en leur temps. Mais enfin, l'heure sonne où nous sentons que tout est vanité de vanité : le désir s'éteint, l'esprit se replie sur lui-même et se tient tranquille. C'est alors que les pratiques des yogis peuvent libérer l'âme définitivement, si tel est son vouloir ; auparavant ces pratiques sont souvent plus nuisibles qu'utiles et ne servent, quand tout est pour le mieux, qu'à hâter l'arrivée au troisième stade. Ce n'est pas le goût de la méditation qui remplit les cloîtres, c'est la lâcheté et le vain espoir d'échapper aux batailles de la vie ; même aux meilleurs cette retraite n'est permise qu'au déclin de l'âge. Tant que la force circule en ses membres, la place d'un homme est sur la brèche : il n'avance que là, en vivant son karma, dont aucune prière, dont aucune pratique ne lui vaudra la rémission.

Un animal ne saurait hâter sa libération ; il ne peut même pas comprendre ce que cela veut dire : les facultés de son esprit n'ont pas atteint le développement nécessaire. Sous ce rapport, la plupart des hommes ne sont pas beaucoup plus avancés que les animaux : des pratiques mystiques exagérées les plongeraient dans l'abrutissement et, loin d'accélérer leur marche, la suspendraient. Souffrons qu'ils courent de mirage en mirage, l'esprit se fortifie et se purifie au creuset de la douleur. Toutefois, il faut leur donner toute la lumière qu'ils peuvent recevoir sans être aveuglés : la lumière est faite pour briller sur les hauteurs et non pour être mise sous le boisseau. Il faut tâcher aussi de canaliser, de diriger leur activité, de les guider en un mot, sans avoir toutefois recours à la violence. Le yoga, pour le plus grand nombre, ne doit être qu'un système d'éducation de soi-même, enseignant à l'homme à se concentrer, à se conquérir ; et il n'en est pas de plus complet ni de plus efficace.

Dans l'Inde, on conte une fable bien jolie pour donner une idée claire de l'état peu enviable où se trouvent presque tous les esprits humains. Il y avait une fois un singe agité par nature comme tous les singes. Un mauvais plaisant lui fit boire copieusement du vin et l'animal devint plus agité encore. Puis un scorpion le piqua ; or chacun sait qu'un homme piqué par un scorpion saute comme un fou durant tout un jour : cet accident n'était donc pas pour calmer notre singe. Comme si tout cela ne suffisait pas, un démon lui entra dans le corps. Il n'y a pas d'expression pour décrire l'état d'agitation ou se trouva la pauvre bête. Le singe, c'est l'esprit de l'homme : agité par nature, il se soûle du vin du désir ; puis l'envie le pique de son aiguillon ; enfin le démon de l'orgueil s'empare de lui et il ne peut plus tenir en place[4]. Nous vivons au milieu de tels singes : l'atmosphère vibre de leurs bonds désordonnés ; leur trouble se communique de proche en proche et rend le calme bien difficile même à celui qui est le plus maître de soi.

C'est pourquoi aimons la solitude et allons nous y rafraîchir, y détendre nos nerfs toutes les fois que nos devoirs nous le permettent. Je sais, quant à moi, tels de mes semblables dont le voisinage suffit à me rendre physiquement malade. Chacun devrait avoir en son logis un petit coin, une sorte d'oratoire, où il se retirerait quelques instants du jour pour méditer, en ne permettant jamais aux basses pensées de s'y formuler et d'y créer une vibration.

Voici, pour conclure ce chapitre, cet qu'est le yoga dans les termes du catéchisme hindou que j'ai déjà cité : *Le yoga ou système de l'Union* a été exposée par Patañjali[5], en 198 versets groupés en 4 sections.

L'auteur y donne les moyens d'arrêter les incessants mouvements du principe pensant et d'atteindre ainsi l'extase, état parfaitement équilibré et fixe, où l'âme peut se séparer de la nature. Une section est consacrée aux pouvoirs qu'on peut acquérir en avançant dans le yoga, mais l'auteur fait remarquer que ces pouvoirs sont des obstacles sur le chemin et ne sont nullement désirables.

---

1. Avidyā.
2. Vidyā.
3. *Deus infinitus infinitis modis* (Spinoza).
4. Adapté de Vivekananda, Râja Yoga.
5.

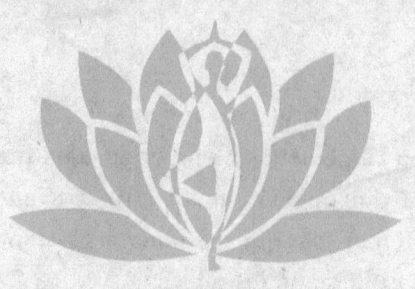

CHAPITRE 8

Le grand Drame, sa signification ; premier pas vers la Délivrance

Le grand, le seul drame, mais poignant et farouche, infiniment triste, surtout quand il devient grotesque, c'est la Vie. Toutes les tragédies et toutes les comédies n'en sont que des incidents. Un peu plus affreux là, ici un peu moins, il est joué sur autant de scènes qu'il y a de consciences individuelles, humaines ou animales, développées ou embryonnaires, de la Terre ou d'ailleurs : car il est certain que la vie est un phénomène général.

Tout est misère : misère de la naissance en des conditions morales et physiques si répugnantes qu'il faut les oublier pour parler d'immortalité, misère d'une longue et débile enfance ; misère des cuisantes passions ; misère de la vanité, de l'incurable puérilité, de l'envie, de l'ignorance, de la lutte de tous contre tous, en une mêlée sauvage et sans noblesse ; misère de la joie mauvaise du vainqueur, pourceau engraissé de cadavres ; misère de la vieillesse, puis de la mort, de la charogne puante et vermineuse ; misère de s'attribuer une importance cosmique, alors que la nature nous ignore ; misère de pleurer devant un ciel vide. Et dans ce fumier, de loin en loin, quelques lueurs, quelques nobles angoisses, quelques pensées aiguës ou gracieuses, éruptions d'une pure flamme souterraine ou phosphorescences de pourriture. — Que signifie ce drame terrible, ô mon Dieu ? Car, qu'il ne signifie rien, qu'il ne prépare à rien, nous ne le croirons jamais.

Les choses ne sont pas ce qu'elles semblent. Indra, le chef des dieux, ayant bu d'un mauvais philtre, était tombé dans le corps d'un pourceau. Il avait une femelle, des porcelets et tous ensemble se vautraient dans la fange en poussant des grognements de bonheur. Navrés et honteux, les dieux ne savaient que faire, car leur chef ne les comprenait plus. Alors, ils tuèrent les porcelets et Indra pleura ; puis ils tuèrent la femelle et Indra fut désespéré. Enfin, ils le tuèrent lui-même et, quand l'immonde dépouille fut tombée, le dieu se vit en sa divinité et sourit du mauvais songe.

Devenir moral, voici par quoi l'on commence secouer l'immonde dépouille. L'intelligence et les autres qualités de l'esprit ne sont que des outils dont on peut faire un mauvais aussi bien qu'un bon usage. « Science sans conscience, ruine de l'âme », a dit Rabelais. On en fait aujourd'hui la dure expérience. Naguère, on a cru que, pour civiliser la bête humaine, il suffisait de l'instruire : on y a travaillé ; le résultat est tel que la barbarie nous guette si on ne trouve un remède. On a jeté bas les édifices vermoulus des religions : démolition de salubrité, car aujourd'hui ils n'abritent plus guère que fourberie et réaction. Mais l'a-t-on fait à l'heure voulue, en prenant les précautions nécessaires ?

Tous les peuples de la Terre s'entendent à peu près sur les principes essentiels de l'éthique et orientent sur eux leur activité. La morale a donc un fondement unique et profond. Or, les philosophies ne l'ont pu découvrir : aucune morale théorique ne soutient jusqu'au bout l'examen. Certaines religions comme la catholique ont donné moins encore : promettre un paradis à qui fait le bien et menacer d'un enfer qui fait le mal, c'est du marchandage où l'on devient rusé, non moral. Pour le prêtre, le juste est celui qui n'a pas péché ou que Dieu a pardonné : à ce compte, le paradis doit surtout contenir des démons en puissance. Non : le juste est celui qui en progressant par le péché même est devenu incapable de pécher. Quant à croire à une rémission divine même après repentir, c'est se figurer Dieu sous les traits d'un monarque asiatique. Le mal fait est-il défait par un pardon ? Une vipère pardonnée sera-t-elle moins une vipère ?

La morale a son fondement, sa raison d'être dans l'Unité foncière de tout. Dire que nous sommes frères n'est pas assez : tous, nous ne sommes qu'Un. Le mal absolu serait une destruction, or rien de l'être véritable ne peut être détruit. Le mal relatif est un trouble, une rupture d'équilibre qui ne peut durer, car le Tout a intérêt à ce que le point ébranlé retrouve un équilibre. Le mal relatif est la conséquence des limitations que Dieu s'impose en se manifestant. Au reste, c'est le manque de recul qui nous fait voir du mal dans les choses ; l'ensemble apparaît toujours souverainement harmonieux. Le mal terrestre sert l'évolution des âmes et empêche le surpeuplement de la planète.

Dans les états pré-humains l'égoïsme est utile par lui l'être secoue le sommeil de la chute, se concentre, prend conscience de lui-même. Mais à l'état humain, il faut s'en défaire petit à petit. Une force profonde nous y aide : l'Amour. Par ce mot n'entendons pas l'appétit sexuel, grossier appétit physique, qui sombre plus souvent dans la haine qu'il ne s'élève à l'amour ; entendons l'instinctif et irrésistible penchant qui attire les êtres les uns vers les autres. Le plus égoïste veut être aimé et souffre de ne l'être pas. En se développant et en se purifiant, l'Amour nous unit d'abord à tous nos semblables, puis à tous les êtres, enfin à Dieu même. Toutes les vertus procèdent de l'amour et tous les vices de son contraire, la haine.

Le premier signe que l'homme devient moral est l'apparition du remords. Ce sentiment, proclamé universel, est rare au contraire. L'ordinaire bête humaine qualifie de moral tout ce qu'elle croit de son avantage et d'immoral tout le reste. Elle ne regrette que le pas de clerc, l'action qui a déçu son attente. Mais celui qui, ayant violé la vraie loi morale, en a conscience et en est chagriné est déjà parmi les hauteurs.

Un instinct profond rattache moralité et bonheur, immoralité et malheur et nous sommes révoltés par les démentis apparents que lui donne l'expérience. Rien ne contribue autant à nous jeter dans le pessimisme. C'est que le bonheur ne réside pas dans les plaisirs des sens, ni même dans ceux de l'esprit : il réside uniquement, ici-bas tout au moins, dans la profonde satisfaction intérieure du devoir accompli ; il est fait d'harmonie avec soi-même, de calme en soi-même. Enfin, quand l'adversité s'acharne injustement en apparence, méditons à nouveau les modalités du karma.

Qu'est-ce que le bien ? C'est tout ce qui, favorise l'évolution de l'âme, hâte l'Union. Qu'est-ce que le mal ? C'est tout ce qui entrave cette évolution, retarde l'Union. Ainsi une même action peut, suivant les cas, être hautement bonne ou tout à fait mauvaise.

L'éducation pendant l'enfance, où la personnalité est malléable encore, influe beaucoup sur le développement moral. Aujourd'hui, hélas ! on l'a oublié. La famille comme l'école n'a en vue que l'instruction. Heureux même ceux qu'on n'entraine pas à l'immoralité systématiquement !

Le besoin d'amour et le besoin de bonheur sont les doux ressorts qui peu à peu poussent l'homme à la moralité. D'abord celui-ci poursuit en furieux la satisfaction de ses désirs grossiers et ne trouve qu'amertume ; enfin vient un jour où il comprend que le bonheur est en nous, dans le calme et non dans l'agitation, dans l'amour non dans la haine. Mais la lutte pour la moralité est toujours longue : une vue claire du but et la persévérance l'abrègent.

Ici logiquement devrait venir un traité de morale. Je n'en ai point la place et m'en tiendrai à quelques traits.

« Le courage, la pureté de l'âme, la poursuite obstinée de la vraie science, la charité, le contrôle des sens, la méditation, l'austérité, la droiture, l'humeur pacifique, la véracité, la douceur, la résignation, le calme intérieur, la bienveillance, la pitié pour tout ce qui vit, l'absence de cupidité, la mansuétude, la modestie, la gravité, l'énergie, la clémence, la fermeté, l'absence d'orgueil et de haine, voilà, ô Bhârata, les vertus de ceux qui sont nés dans une condition divine ! L'hypocrisie, l'arrogance et la présomption, la colère, la dureté de langage, l'ignorance, telles sont, ô Pârtha, les signes de ceux qui sont nés dans une condition démoniaque. Pleins d'eux-mêmes, obstinés, grisés de leurs richesses, égoïstes, insolents, licencieux, détracteurs d'autrui, ils détestent Dieu dans les autres et dans eux-mêmes. L'enfer a trois portes par où ces malheureux se perdent : la volupté, la colère et l'avarice [1]. »

Le devoir est un sacrifice imposé par la loi morale : en compensation de bienfaits reçus. La qualité qui nous fait accomplir un devoir est une vertu, ce qui nous en éloigne est un vice. Tous les vices sont des formes du mensonge comme toutes les vertus sont des formes de la vérité.

Le corps doit être tenu propre et en santé. L'esprit doit dompter les sens, mais n'obéir lui-même qu'à la Raison ; en outre il doit apprendre à se fixer. L'homme moral se possède bien, est content, incapable de nuire.

Nos supérieurs naturels sont : Dieu, nos parents, nos éducateurs, les vieillards. Envers Dieu, l'amour nous impose : la révérence, l'humilité, la foi, la soumission, la dévotion, la gratitude, le sacrifice de soi-même. La haine engendre l'irrévérence sous toutes ses formes. À l'égard de nos parents et de nos maîtres, l'amour nous impose tous les devoirs envers Dieu et en outre la douceur, la confiance, la docilité, dont les contraires, vices issus de la haine, sont la défiance, la lâcheté, la fausseté, l'insolence. Aux vieillards est dû le Respect. Malheur aux pays où la jeunesse n'honore pas les cheveux blancs. À l'égard de nos égaux, l'amour nous impose l'affection, dont les nuances sont multiples, la courtoisie, le respect des sentiments et des opinions, la tolérance, la patience, l'hospitalité, la loyauté, la sincérité, la magnanimité, la droiture ; la haine engendre la dureté, la morosité, l'irritabilité, l'impatience, la médisance, la calomnie, la disposition à outrager, la déloyauté, l'esprit de vengeance, l'intolérance, le sectarisme.

Le terme bienveillance englobe tous nos devoirs envers nos inférieurs, le terme orgueil tous nos manquements. Mais je m'arrête plutôt que d'effleurer seulement un si poignant sujet : nous vivons en des âges abominables où le fort dévore le faible, sans remords, comme s'il en avait le droit.

Les vertus et les vices réagissent les uns sur les autres. Entre hommes ordinaires, l'amour provoque l'amour, la haine provoque la haine. Mais les vices, issus de la haine, ne peuvent être détruits que par l'amour. L'homme supérieur n'éprouve point de haine, il n'éprouve que de la pitié et rencontre chaque vice par la vertu opposée.

Le Véda dit : « il faut vaincre la colère par la sérénité, le mensonge par la vérité. » Le bouddha dit : « l'amour seul éteint la haine. » Lao-tzé dit : « envers les méchants je suis bon, ainsi tous deviennent bons. » Le Christ dit : « Aimez vos ennemis, bénissez ceux qui vous maudissent. »

Il nous faut agir de manière à ce que le règne du Père qui est dans les Cieux arrive sur la terre au plus tôt.

---

1. Bhagavad-Gitâ, chap. XVI, p. 1, 2, 3, 4, 17, 18, 21.

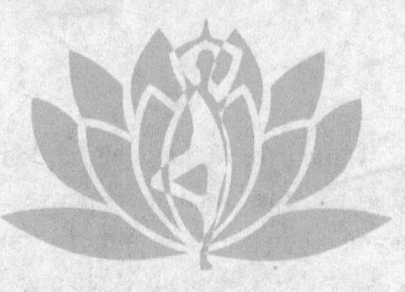

CHAPITRE 9
Le Détachement

Quand un fruit, après avoir grossi lentement, reçu tout l'été les caresses parfois brutales de la brise et celles parfois trop ardentes du soleil, mûri, il se détache spontanément de la branche et tombe ; non pas pour aller à la destruction, bien au contraire ; car, si les ennemis que la destinée ménagea nombreux à tout et à tous, ne le dévorent point, ile deviendra un grand arbre pareil à celui qui le porta. Ainsi, l'homme devenu moral et vertueux se détache spontanément du monde et le monde se détache de lui, car la sereine vertu est odieuse aux passions, Reines de ce monde. En général tout homme qui dépasse de beaucoup la moyenne est seul : isolement superbe, mais douloureux. On lui rend quelquefois justice après sa mort.

Du reste, longtemps avant la maturité de la vertu, quiconque veut réfléchir comprend que notre place n'est point ici-bas. Nous ne faisons que passer, quoique, chose étrange, nous l'oubliions tous. Que dirait-on du voyageur qui, descendu pour quelques instants dans une mauvaise auberge du bord de la route, semblerait vouloir s'y installer pour l'éternité, semblerait vouloir y devenir le maître absolu ? On penserait que la chaleur et la fatigue lui ont troublé la raison.

Nous avons le devoir d'aimer, mais bien plus encore le besoin. Or, nous ne pouvons aimer sans remords actuel ou futur que le beau et le bien, lesquels sont en ce monde comme est l'or dans les placers, en pépites noyées dans les sables. Le beau et le bien purs, c'est Dieu même, notre fin. Qu'on se souvienne toutefois de ma définition de l'amour, force cosmique ; et qu'on ne le confonde pas avec la passion, forme pathologique de la vie affective, idée fixe, et souvent délire de forcené.

Sauf la vertu, nous ne poursuivons que des chimères. La soif de l'or est la plus commune et l'une des plus enragées. Son origine est basse : c'est le développement de l'instinct qui fait cacher à la bête ce qu'elle ne peut dévorer sur-le-champ. Le chien qui enfouit un os pour le lendemain a une âme de banquier. Bientôt cela tourne en une manie insatiable : tous les biens de la terre ne contenteraient pas un empileur d'écus, lequel devient un fléau autant pour lui-même que pour les autres. Et qu'a-t-il comme satisfaction ? Il n'a rien. Écoutez les plaintes de ces malheureux, voyez leur air triste ou égaré : en leur âme brûle l'enfer. Parfois, croyant s'être mépris, ils cherchent la joie qui les fuit dans la satisfaction d'une autre passion, généralement la vanité ; ils veulent attacher leur nom à un bel édifice et il arrive parfois que ce soit un hôpital ; ou bien ils veulent leur portrait dans un musée ou leur statue sur une place. Avoir eu tant de peine à râteler l'or dans les larmes et le sang du pauvre et pour si peu !

Loin de moi l'intention de prêcher l'insouciance. Jadis en Palestine, Jésus pouvait peut-être sans inconvénient conseiller à ses disciples d'imiter les oiseaux qui ne sèment ni ne plantent ; dans notre affreuse société, il y aurait danger de mort pour nous et pour les nôtres que nous devons défendre. Amassons donc le nécessaire, mais par des moyens honnêtes et volontiers donnons le superflu.

Beaucoup rêvent la puissance et, pour l'avoir, croient tout légitime, même le meurtre. Imaginez dans le calme de votre pensée ce que doit être la vie intérieure de ces tristes larves ; et s'il est bien vrai qu'il faille un jour remonter la pente du crime, imaginez leur avenir.

Mais la gloire ? N'est-elle point noble et désirable ? C'est au contraire la plus vaine de nos chimères, c'est le nuage qui de loin semble consistant et de près n'existe pas. L'homme en vue, même bon, reçoit plus d'injures que de louanges. Il avait cru qu'il flotterait dans les rayons et le voilà trainé dans toutes les boues, tant qu'il vit. Et après ? Après, que l'immortalité soit un fait ou non, qu'importe la gloire ? Croit-on que le petit Corse, fourbe et finaud, qui, joncha l'Europe de cadavres, soit encore le grand empereur là-haut ou là-bas ? Un jour luit où chacun de nous est exposé dans toute sa nudité et souvent c'est horrible à voir.

Il y a cependant des passions nobles ? — Oui, celles qui ont pour objet la lutte contre le mal. Mais cette lutte n'est efficace vraiment que contre le mal qui est en nous. Le mal qui est dans l'univers est organique et ne disparaitra qu'avec l'univers ; et, en fin de compte, il est un bien. Or c'est toujours contre le mal extérieur que, dans notre orgueil et notre présomption, nous songeons d'abord à nous armer. Nous n'avons pas reçu la mission de sauver le monde, lequel n'est pas en danger ; mais nous avons le devoir de nous sauver nous-mêmes. Et quand chacun se sera réformé, vous verrez comme le salut du monde sera proche. Donc, quand nous avons fait tout notre devoir à l'égard d'autrui, nous avons le droit de demeurer indifférents au mal extérieur contre lequel nous ne pouvons rien. Il convient aussi de se souvenir à l'occasion qu'en ce triste monde souvent la victime n'est pas plus intéressante que le bourreau et souffre surtout de n'être pas le bourreau.

En résumé, ce monde et ses biens ressemblent à un grand cimetière où il y a çà et là de belles tombes, mais au-dedans des belles comme des autres, il n'y a que pourriture.

Beaucoup de philosophes estiment que les passions sont des ressorts nécessaires, auxquels on doit de beaux actes et de belles œuvres. En s'en tenant aux apparences, en attribuant au monde extérieur une importance qu'il n'a pas, en oubliant qu'il n'est qu'une scène, ces penseurs ont dans certains cas raison. Mais ceux qui craignent qu'en supprimant la passion on ne supprime aussi l'action vont trop loin : par la passion seule, le monde marcherait sans doute ;

mais vers le chaos. Il faut un autre moteur, plus souple et plus puissant : le devoir.

La passion, c'est le vent de tempête qui casse tout ; le devoir, c'est le jardinier patient qui maintient ou répare. Quand l'atmosphère morale est devenue trop lourde, trop chargée de miasmes et de pestilence, il faut qu'un brutal orage de passions éclate, la brasse et la purifie à nouveau. Mais le devoir même alors tient bon et fait qu'il ne tombe que ce qui doit tomber.

L'acte passionnel est un anneau de plus ajouté à la lourde et longue chaine qui nous lie étroitement à ce bas monde ; l'acte inspiré par le devoir déroulé un peu de cette chaine et prépare la libération. La passion sème du karma, le devoir n'en sème pas et il en détruit. Certains disent que la passion est divine et le devoir humain. S'ils font le mal, ce n'est pas qu'ils sont lâches et méchants, c'est qu'ils sont possédés de Dieu. Étrange !

Il faut agir, mais par devoir, tel est le thème de ce livre incomparable qu'est le « Chant du Bienheureux ». Le grand chef Arjouna, ayant fait sonner les trompettes, va se jeter sur l'ennemi. Mais avant de l'atteindre, il donne l'ordre à Krichna d'arrêter un instant son char, pour qu'il voie quels sont ses adversaires. Et, il voit pères, aïeuls, éducateurs, oncles, frères, fils, petits-fils, amis, gendres, compagnons partagés entre les deux armées. De douleur et de pitié, le cœur lui manque : il ne veut plus combattre. Mais Krichna, incarnation divine et science, le gourmande : « D'où te vient ce trouble honteux, ô Arjouna ? Les sages ne pleurent ni les vivants ni les morts, parce que l'âme ayant perdu un corps en revêt un autre et ne saurait mourir. Tiens pour égaux plaisir et peine, gain et perte, victoire et défaite, mais sois tout entier à la bataille, car là est ton devoir. Ne fais pas l'œuvre pour le fruit qu'elle procure, mais ne cherche pas à éviter l'œuvre. En la faisant avec abnégation, l'homme atteint le but suprême. Tu te dis : je ne combattrai pas ! C'est une résolution vaine, puisque c'est ta fonction naturelle, ô guerrier, et que tu le feras malgré toi-même. » Éclairé, Arjouna combattit comme un lion, sans haine ni colère, sans désirer victoire ni conquête, et vainquit, parce que tel était son devoir.

Malgré des apparences contraires pour qui n'examine les choses que du dehors, tout homme est exactement à la place qui lui convient le mieux pour travailler à son salut et pour contribuer à celui des autres. C'est le devoir de notre poste qu'il faut faire, laissant ailleurs à autrui.

Nous avons en notre Occident un livre aussi beau que le « Chant du Bienheureux », immortel comme lui, très différent en apparence, identique au fond : l'Imitation de Jésus-Christ. C'est un livre de pur sentiment, où les facultés discursives ne trouvent pas leur compte, intolérable à qui ne jouit point d'une intense vie intérieure. On n'y apprend point à s'enrichir, mais à s'humilier. L'homme vulgaire n'en peut sentir le charme et l'ignore ou le tient pour l'ouvre d'un fou. Beaucoup de mystiques, incapables de pensée abstraite, personnalisent tout naturellement le divin qui les travaille et les attire ; il en résulte un langage métaphorique parfois grotesque. Conscients de ce besoin, les hindous aussi ont imaginé une personne divine, Ichvara, que le fidèle peut prendre comme objet d'un culte et de ses méditations. Mais le yogi recommande de ne voir en Ichvara qu'une grande Âme, sur les confins de la nature, que le désir et la passion n'ont pas touchée. Ceux qui professent une religion à dieu personnel aspirent à ce dieu. L'auteur de l'Imitation comme sainte Thérèse, aspirent à Jésus. Mais, quoiqu'eux-mêmes aient pu s'y tromper, il serait aussi inintelligent de les entendre au propre que de voir, quand on l'appelle Borée, un homme joufflu dans le vent du Nord.

Les livres 2 et 3 de l'Imitation traitent tout spécialement du détachement et des moyens d'y parvenir. On n'en a jamais parlé mieux. Je ne ferai point d'extraits d'un livre bien à nous et qui est entre toutes les mains. J'y renvoie le lecteur, en le conviant à méditer ce livre lentement ; mais qu'il garde l'esprit bien ouvert, en jetant par-dessus bord tous les préjugés, religieux et autres, en n'abandonnant aucun des droits de la raison et en faisant appel à son expérience propre du monde et de la vie.

Les passions sont parmi les forces aveugles de la nature. Quand l'homme s'en est rendu maître et n'obéit plus à d'autre mobile que le devoir — mais c'est un état qui ne fut peut-être jamais complètement atteint en ce véhicule et sur cette planète — il s'aperçoit qu'il est devenu en même temps, et sans le chercher, le maître de la nature entière. En attendant, dès que son ascension a dépassé un certain niveau, l'homme possède ce qu'on appelle des pouvoirs. Ces pouvoirs sont divers, plus ou moins grands et nombreux, suivant le sens et le degré du développement. Toutes les facultés exceptionnelles sont de cette nature, mais il y a des pouvoirs plus spéciaux. Tel lit dans les cœurs comme dans un livre ouvert ; cet autre est clairvoyant ; celui-ci guérit par l'imposition des mains ; un autre éteint un incendie par son geste ou sa prière ; celui-là, devenu inoffensif à un degré absolu, pourrait sans danger s'asseoir auprès d'un tigre affamé. Il y a d'autres choses bien plus merveilleuses encore. Les hindous ont fait de ces pouvoirs une étude systématique.

Néanmoins, je n'insisterai pas, parce que notre occident persifle tout ce qui le dépasse et parce que, personnellement, je n'ai point de preuves et que, en philosophe, je doute jusqu'à nouvel ordre. Mais c'est particulièrement ici qu'il faut se défier de l'imposture : pour un cas authentique, il y en a mille de simulés.

On a du reste en tout temps et en tout lieu attribué à la sainteté le don des miracles. Cependant, par miracle n'entendons pas avec le vulgaire un fait allant à l'encontre des lois de la nature : il n'y a violation des lois qu'à nos yeux bornés. Les hagiographes ont rapporté maints faits miraculeux. Je veux bien que la plupart soient controuvés ; mais les mettre tous au compte de la crédulité sans plus ample examen n'est pas, je crois, de bonne méthode. Que restera-t-il dans deux siècles, dans cinquante ans, des jugements tranchants et définitifs de nos savants ? Le souvenir de beaucoup d'orgueil et de non moins de sottise.

Notre science dont nous sommes si fiers est, on commence à le distinguer nettement, purement pragmatique. Elle pourra nous révéler un nombre chaque jour plus grand de rapports entre les phénomènes, mieux nous armer chaque jour, elle n'atteindra jamais le fond des choses, au moins par ses méthodes actuelles et tant que les chercheurs n'auront que de l'acuité intellectuelle.

Tout objet de ce monde, partant tout phénomène comprend trois éléments constitutifs : un sujet connaissant, une âme ; une cause ou un ensemble de causes provoquant les transformations de l'esprit et ces causes sont en Dieu ; enfin les transformations de l'esprit. Nous n'étudions et ne connaissons que ces dernières. L'objet ne peut être intimement connu et analysé que par une âme arrivée aux confins de la nature et prête à s'en séparer, au moment où elle se voit elle-même, se distingue enfin de la nature et se distingue encore de Dieu. Le commun des mortels ne peut avoir des causes premières qu'une idée très vague et par révélation.

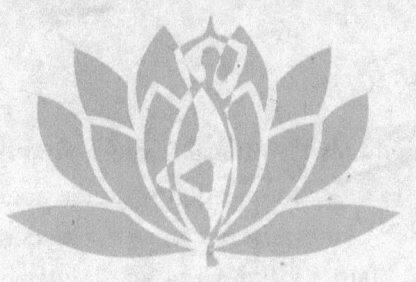

CHAPITRE 10
La Pratique

Ceux, parmi les occidentaux, qui ont entendu parler du yoga y voient, non une haute et pure morale découlant d'une grandiose métaphysique, mais de mystiques et mystérieuses pratiques destinées, non pas à dégager l'homme intérieur, mais à mettre à notre disposition les forces de la nature.

Certes, étant de forts esprits, ils ne croient pas à pareilles sornettes ; mais ils désirent quand même en être instruits pour en essayer à huis clos, car les convictions d'un homme diffèrent en public et dans le privé. Toutefois l'effort exigé doit être léger et court ; il faut de transcendants résultats tout de suite, sinon l'on redevient sardonique et l'on s'en va.

Si les yogis avaient découvert des procédés capables de soumettre la nature au premier venu, il faudrait supprimer tous ces hommes comme autant de malfaiteurs. Mais il n'y a point ici de péril à redouter. Qui acquit une part de la puissance divine, acquit en même temps une part de la divine sagesse : le monde n'est point à la merci de notre imperfection. Sans doute, notre science nous donne quelques pouvoirs dont nous abusons, mais contre nous-mêmes : jamais nous n'endommagerons rien d'essentiel.

Quelques généralités de plus aideront à l'intelligence de ce qui suit. Au reste, je ne veux donner qu'un rapide aperçu des pratiques des yogis pour plus d'une raison : leur exposé détaillé exigerait un gros volume ; il ne faut s'y livrer que graduellement et autant que possible sous la direction d'un maître expérimenté, sous peine, parait-il, de dangers graves ; enfin notre état d'esprit occidental ne s'y prête pas. Qu'il soit bien compris qu'en ce chapitre, je ne me porte garant de rien : mon savoir est purement livresque et plus d'un détail me laisse moi-même dans l'incrédulité.

Mais, notre science positive ne devrait-elle pas chercher à infirmer ou à confirmer des faits surprenants et nombreux dont se sont portés garants tant d'hommes aussi intelligents que nous, tant de générations. En prétendant que l'esprit critique est né seulement d'hier, n'exagérons-nous pas ? Si les miracles des yogis sont faux, cette imposture est bien complexe, elle a duré bien longtemps. L'un de ces faits, et non des moindres à nos yeux, l'hibernation humaine, semble établi : certains adeptes se sont rendus maîtres des fonctions de leur organisme si parfaitement qu'ils peuvent les suspendre pour un temps très long, se faire enterrer par exemple, laisser une moisson croître et mûrir sur leur tombe ; puis ramenés au jour, ils se remettent à vivre comme devant. Depuis des siècles, les yogis affirment que le son n'est point dû aux vibrations de la matière pondérable, mais bien à des vibrations de l'éther, synchrones de celles de la matière : or voici que juste en ce moment le problème se pose à la physique. Mais passons.

Dans l'Univers ou macrocosme, il n'y a que trois éléments essentiels : la prothyle, l'énergie, Dieu. La pensée au reste les ramène sans difficulté au dernier. Les trois éléments fondamentaux de tout être vivant sont les mêmes : celui-ci est donc un microcosme. La prothyle se trouve loin au-delà de l'éther. En effet, celui-ci est tout près de notre matière pondérable ; en outre il n'est sûrement pas simple. Or, la prothyle est simple, continue, infinie. On peut, si l'on veut, l'appeler l'espace à condition d'entendre par ce mot non le vide infini, mais une continuité substantielle infinie.

L'Énergie produit des tourbillons dans la prothyle : et voilà les éthers, puis la matière pondérable. L'énergie, c'est le souffle divin des Écritures, c'est le Saint-Esprit : *Spiritus*, on le sait, veut dire souffle.

Physiquement, un homme est un système nerveux servi par des organes. Ce système nerveux s'étend en un axe longitudinal, ayant des renflements nombreux constitués par les fibres entrelacées qui se rendent aux divers organes. Les médecins appellent ces renflements des plexus, les yogis des lotus. À l'extrémité supérieure se trouve le « lotus aux mille pétales », le cerveau, très développé parce qu'il conditionne cette vie et ce que de pensée, elle exige. À l'autre extrémité est un lotus rudimentaire qui ne joue à peu près aucun rôle chez la plupart des hommes. C'est en lui pourtant que dorment repliés tous les pouvoirs mystiques et transcendants. Si l'on pratique une coupe transversale de la moelle épinière, par sa forme, cette coupe rappelle le chiffre 8. Au centre de l'étranglement est un canal rudimentaire, dit canal de l'épendyme, qui semble inutile au physiologiste, mais que le yogi considère comme très utile, puisque ses exercices ont pour but de l'ouvrir et d'amener les forces du lotus terminal à y passer librement, sans avoir besoin de fibres nerveuses pour les conduire. En effet, le système nerveux, et partant l'organisme physique tout entier, n'est qu'un artifice à l'usage des esprits faibles qui ne peuvent encore envoyer directement à travers l'espace les vibrations de leur volonté. Cet artifice est inutile aux esprits plus évolués. C'est par l'épendyme que l'homme apprend à envoyer ces vibrations sans fibre conductrice : et aussitôt il est au-delà des sens et même de l'entendement. Le lotus aux mille pétales est le siège de la conscience normale. Par économie d'effort, cette conscience effleure à peine les millions de mouvements divers, dont la somme constitue le fonctionnement de l'organisme. Je meus mon bras quand et comme je le veux, mais j'ignore comment je m'y prends. Cependant, tout peut devenir conscient ou au moins volontaire par des efforts appropriés et soutenus : l'extension de la conscience organique varie avec l'espèce et l'individu. Or, nombreux sont les cas où il serait avantageux d'avoir sous notre contrôle immédiat le fonctionnement de tous les organes.

Parmi les mouvements du corps, ceux de la respiration sont à notre choix volontaires ou automatiques. L'attention peut les surveiller, la volonté les modifier. Or, si nous y prenons garde, nous nous apercevons qu'il y a parallélisme entre eux, ceux du cœur et ceux de l'esprit. La circulation sanguine et toute l'hémopoèse, la circulation nerveuse et la pensée ont des qualités correspondantes à celles de la respiration. L'homme essoufflé est inquiet, irritable, son cœur palpite. Mais, à une respiration large et régulière correspondent une circulation et une pensée calmes. Cette concordance n'est pas absolue ; néanmoins il est sûr qu'en modifiant notre manière de respirer, nous modifions de proche en proche tout le corps et tout l'esprit. Mais, l'énergie mécanique en jeu dans les poumons est de même nature foncière que toutes les énergies en jeu et dans l'organisme entier et dans l'univers, sans qu'il y ait entre elles solution de continuité. Après avoir appris à commander à la première, nous pouvons apprendre à commander à toutes les autres successivement. Seulement, il convient de n'oublier point que les conquêtes importantes dans cette voie sont subordonnées au développement de l'homme intérieur, surtout à sa moralisation, forme la plus haute de ce développement. Quand la sainteté est parfaite, quand les pouvoirs du plexus terminal sont déployés et circulent dans l'épendyme, l'homme peut agir même sur le monde extérieur. Car, entre le corps, l'esprit ou le cosmos, il n'y a pas de fossé. Mais, le sage ne s'arrête point à ces vanités qui peuvent le jeter hors de la voie.

Par des exercices exclusivement physiques, on ne dépasse pas le fakirisme. Les choses merveilleuses à nos yeux que les fakirs sont capables sont nombreuses et diverses. Mais, parce qu'elles ont le tort d'être en contradiction avec nos théories, nous aimons mieux les nier avec un sarcasme que de les étudier.

Le corps et l'esprit étant conquis, si on les réduit au repos, le pur diamant de l'âme apparait.

Quelques détails pratiques maintenant ! D'abord, je le répète encore au risque de fatiguer, celui qui n'a pas le sens moral délicat et une conscience irréprochable, ne doit aborder pas ces exercices : il s'exposerait à la maladie ou à la folie.

L'adepte suit un régime alimentaire rigoureux. Tous les aliments excitants ou contenant un poison, tous ceux qui imposent aux organes de la digestion un travail intense, qui surchargent les vaisseaux d'un flot trouble et lent, sont à rejeter. Nous excluons par là de toute évidence et formellement les chairs comme les alcools. Même les aliments sains et légers ne doivent être pris qu'avec mesure sans aller jamais jusqu'à la satisfaction complète de l'appétit. Car comment le corps et l'esprit seraient-ils calmes et dispos au milieu de ce lourd chimisme animal ? Au reste, l'adepte, évitant l'effort physique et mental, n'a pas besoin d'en approvisionner activement les sources.

La continence doit être absolue ; plus exactement tout désir sexuel doit être éteint. En outre d'être épuisante, la fonction sexuelle trouble et tyrannise. Le simple penseur ne doit-il pas être chaste ?

L'adepte se retire alors dans la solitude, mais au milieu d'une nature belle et calme, parmi les fleurs et les eaux claires. Pour ses exercices, il s'installe dans un local parfaitement sain à tous égards mais étroit, afin de n'être pas distrait. Il a quatre séances par vingt-quatre heures, l'estomac libre : une au lever du jour, une vers midi, une au déclin du soir, une à minuit. Courtes au début, elles deviennent plus longues avec la pratique.

Il adopte une posture du corps appropriée. Ces postures sont au nombre de 84 ; chacune a des vertus particulières que les manuels indiquent. Mais le même adepte n'est généralement familier qu'avec un petit nombre et même avec une seule. C'est toujours quelqu'une de ces postures qu'on donne aux bouddhas ou autres idoles hindoues. Un Européen n'en pourrait ni prendre ni tenir aucune. Qu'on en juge par celle-ci qui est le plus souvent adoptée. On place le pied gauche sur la cuisse droite tout près de la jointure, puis le pied droit de la même manière sur la cuisse gauche. Alors, étendant les bras en arrière, on tient le pouce du pied droit avec la main droite et le pouce du pied gauche avec la main gauche. On penche le menton sur la poitrine, en fixant des yeux la pointe du nez ; on reste assis, le buste bien droit. Ce n'est pas facile, mais le principe de toutes ces postures est simple : il faut que la moelle épinière soit bien verticale et que les circulations diverses ne soient pas gênées. On peut donc s'exercer assis ou debout, à condition de tenir le buste bien droit.

La posture prise, aspirez l'air par la narine gauche[1] ; retenez-le aussi longtemps que vous le pouvez sans grand effort, puis chassez-le par la narine droite. Continuez en aspirant par la narine qui servi à l'expulsion. Deux inspirations et deux expirations font une respiration complète. Petit à petit, portez le nombre de ces respirations à 80 par séance.

Au début, cet exercice produit de la transpiration, ensuite du tremblement, enfin la lévitation. Convenablement pratiqué, il nettoie parfaitement les fibres nerveuses de toute humeur impure ; le corps devient élancé et beau, la digestion facile ; la santé s'affermit et l'on peut entendre la circulation nerveuse au-dedans.

Mais le principal est de se rendre maître de l'esprit. C'est une tâche difficile, rien au monde n'étant plus mobile que lui. En pratiquant les respirations, ramenez la pensée obstinément sur un même objet ou sur une même idée, celle du lotus terminal, par exemple ; ou bien imaginez que vous suivez la circulation nerveuse dans la moelle de haut en bas et de bas en haut. Ou bien encore, répétez mentalement une brève sentence ou un simple mot, toujours le même, à chaque inspiration et à chaque expiration, en fixant la pensée sur le sens. C'est la concentration de l'esprit.

Quand enfin l'esprit dompté reste immobile là où la volonté le fixe, faites qu'il sente une partie du corps à l'exclusion de toutes les autres. Vient un moment où il ne sent que ce qu'il veut sentir et pourrait assister indifférent à l'amputation d'un membre. Mais alors, sensibilité et connaissance sont plus aiguës et plus complètes. L'esprit peut à son choix se fixer sur une idée ou sur un objet extérieur. Cet état est la contemplation,

Celui qui vise à la délivrance définitive s'abstrait peu à peu du monde entièrement et n'interrompt presque plus sa pratique.

Bientôt, quand la contemplation a lieu sans effort, l'esprit coule en un courant ininterrompu sur le point choisi, l'illumine en son entier et le connait à fond. C'est la méditation.

Cette méditation du yogi est la seule méthode qui conduise à la connaissance complète, exempte d'erreur. Du reste, toute étude approfondie lui ressemble. On illumine une question en y pensant toujours ; et la lumière jaillit du fond de la subconscience par éclairs intermittents. Dans la méditation, l'esprit n'a conscience que de lui-même et de l'objet.

Enfin l'esprit s'oublie, s'identifie entièrement avec l'objet, n'a plus conscience que de celui-ci. C'est le premier degré de l'extase, laquelle, en devenant profonde, amène l'immersion de l'esprit dans l'âme. En ces états marginaux, les pouvoirs d'une grande âme sont théoriquement illimités. Mais celle qui veut sa fin, Dieu, n'en fait point usage.

En avançant, le yogi passe par les plans divers du Cosmos et rencontre ceux qui en sont les habitants comme nous sommes les habitants de la Terre. Ce sont plus souvent pour lui des ennemis que des amis ; parfois ils cherchent à le détourner de son but. Mais le yogi est le contraire du médium, qui obéit à toutes les influences comme la girouette au vent. Le yogi n'obéit qu'à lui-même.

Je n'ai voulu donner de ces méthodes qu'une idée sommaire, presque à titre de curiosité. Ce que j'en ai dit ne peut guère servir en pratique. Souvenons-nous que le vrai yoga, le yoga royal, comme disent les hindous, est celui qui nous conduit au but par la vertu et par la sainteté.

---

1. On peut appliquer un doigt sur l'aile du nez pour clore une narine.

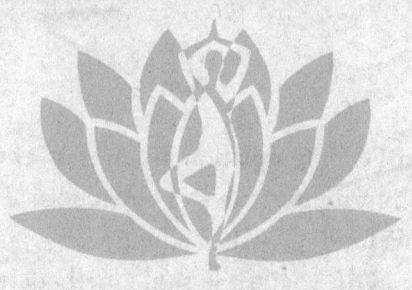

Conclusion

Si quelques lecteurs — *rari nantes* — ont eu la patience de m'accompagner jusqu'ici, ils vont me dire : en vain avez-vous cherché à vous en défendre, votre métaphysique est un panthéisme. — Il en faut convenir humblement. Ce n'est pas le panthéisme de Spinoza, mais c'est une façon de panthéisme ; comme toute métaphysique se réclamant de la pensée hindoue. Or, chez nous cette doctrine est mal vue ; nos philosophes l'accusent de graves méfaits, sans preuves suffisantes, et simplement, croirait-on, pour ne pas désobliger les théologiens. Devant le public, on est des ennemis, mais on s'entend assez bien dans la coulisse.

Le plus sage pour des cirons comme nous serait de ne point ratiociner sur Dieu. Puisque nous ne pouvons nous en empêcher, restons au moins dans le bon sens ; parce que le sujet nous dépasse, ce n'est pas une raison pour déraisonner. Or, l'idée d'une création *ex nihilo*, surtout d'une création *ex nihilo* d'âmes immortelles, est absurde : du néant Dieu même ne peut tirer rien. Si Dieu a tiré l'univers de lui-même, il ne l'en a pas séparé par une section : l'univers est toujours en lui. Précaire serait l'existence d'un univers tiré du néant, en admettant que cela fût possible. Car Dieu, ne connaissant point de nécessité, aurait agi par une sorte de caprice ; et un caprice contraire anéantirait tout quelque jour. En outre, si le monde est distinct de Dieu, le mal qu'on y voit — et il y en a plus que la juste mesure — n'est pas qu'une apparence, qu'une limitation sans durée ; ce mal est réel, sans remède, et le créateur d'un monde pareil est une canaille.

L'Un que la pensée exige et le Multiple qu'il faut bien constater ne sont pas inconciliables. Certes, il n'apparaît pas clairement comment Dieu peut à la fois être une âme bornée et l'omniscience comme la toute-puissance ; mais cette conception est encore moins absurde que les autres et doit leur être préférée.

Eh ! Qui sommes-nous pour prétendre à la solution d'aussi grands problèmes ? Sentir confusément le divin comme le plancton des mers peut sentir les rayons du soleil, est tout ce qui nous est permis. Cessons pour un instant de nous contempler à travers les fumées de notre orgueil ; rendons-nous compte à quel point nous sommes petits, près de la bête et loin de Dieu. L'humanité n'est encore qu'un ramas de féroces gorilles, se chassant les uns les autres, hier encore le couteau à la main, aujourd'hui de préférence par la ruse, sans que la cruauté y ait rien perdu. Nations, castes, classes sociales, bandes, coteries, ne sont que des associations pour capturer le gibier et le dévorer à l'exclusion des autres ; il en est de séculaires et d'éphémères, d'officielles et d'illégales, mais leur principe est toujours le même. On voit parfois de beaux dehors, mais les dessous sont immondes. Non, en aucune circonstance la présomption de l'homme n'est plus folle que lorsqu'il entend prendre avec son cerveau la mesure de Dieu.

En outre de panthéiste, on me qualifiera de mystique et c'est une étiquette dont il ne fait pas bon être orné en Philosophonésie, ni audehors. À votre vue, les gens ne prennent pas la fuite, parce que votre folie passe pour douce, mais ils vous dévisagent d'un air hilare et supérieur. Cependant, si l'on ne rétrécit pas le sens du mot pour les besoins d'une thèse, rien n'est plus commun qu'un mystique. Sont des mystiques, tous ceux qui croient que le sentiment et l'intuition nous mettent en contact avec des vérités plus profondes et plus nombreuses que ne le font la logique et la raison.

Et d'abord, les fondements de toute notre vie intellectuelle, c'est-à-dire les principes de l'entendement et les formes de la sensibilité, sont tout intuitifs. C'est d'hier seulement qu'on est arrivé à les formuler et on discute toujours sur le point de savoir s'ils sont innés ou empiriques. Cependant, l'homme les a maniés dextrement dès qu'une lueur d'intelligence a point dans son esprit obscur. Il a même existé une mathématique intuitive qui ne manquait pas d'une certaine exactitude. Certes, nous avons raison de suspecter ce qui n'est pas d'accord avec ces principes ; mais n'allons pas plus loin, car tout dans l'univers ne ressortit pas à eux.

Qui condamne l'intuition au nom de la Science condamne l'intuition au nom d'une part de l'intuition. L'intelligence s'est formée et développée dans la lutte pour la vie sous l'aiguillon des nécessités. Elle atteint son plus grand éclat chez l'homme, parce que celui-ci, né faible et désarmé, a combattu surtout par elle et a triomphé ; plus souple que l'instinct, elle permet une adaptation, peut-être moins parfaite, mais plus rapide à de nouvelles conditions.

Elle est plus aiguë chez le mâle, parce que c'est lui qui subit les plus rudes chocs de la bataille. Mais très vite, elle pâlit, quand la flamme n'en est plus avivée par l'âpre souffle du besoin. Si le développement de l'intelligence fut le but poursuivi par la nature, certes celle-ci fut bien inspirée en mettant les êtres aux prises les uns avec les autres. Mais, l'intelligence est-elle une fin ou un moyen ? Juger de la valeur intrinsèque et totale d'un être par sa valeur intellectuelle n'est pas, je crois ; un procédé suffisant. On serait plus près de la vérité en prenant la valeur morale pour base. Il se pourrait que ceux qui sont ici les premiers fussent les derniers au royaume du Père, ainsi que l'affirmait le Christ. Produit de la Terre, l'intelligence est faite pour la Terre. Mais la Sainteté est faite pour ailleurs, ou elle est duperie. Aux malins ce monde, mais le ciel aux Saints ! S'il existe un au-delà, jamais je ne croirai qu'Alexandre y commande à Socrate ou qu'on y admire M. Chauchard pour le fastueux gilet qu'il tint à emporter.

L'âme ne comprend pas la vérité, elle la contemple. Et certaines intuitions sont des éclairs pales ayant traversé l'épaisse couche de vapeurs interposés entre l'âme et nous. Et la vérité, c'est Dieu.

Nous sommes très fiers des œuvres de notre intelligence. Mais que sont-elles de plus qu'une grossière imitation des œuvres de la nature ? Si tout être vivant a pour noyau un esprit qui se bâtit des demeures physiques temporaires, n'est-ce point aux sources de l'intuition qu'il puise l'immense savoir dont il a besoin pour son travail ? L'instinct pourrait bien n'être qu'une prolongation de cette intuition : constructrice, en laquelle jaillit par-ci, par-là, une lueur d'intelligence. Le savoir-faire des animaux dépasse le nôtre et leurs facultés de prévision tiennent parfois de la divination.

Il n'est pas invraisemblable que l'intelligence dépende pour une grande part des qualités du cerveau. Or, cet organe semble bien n'être qu'une manière de rhéostat, réglant et atténuant un courant trop intense pour les moyens et les fins de cette vie physique. Beaucoup de faits suggèrent cette hypothèse ; entre autres cette incohérente, irrépressible et douloureuse abondance de pensées, ce délire en un mot qui se produit quand le cerveau est atteint d'une parésie légère, sous l'action d'un poison d'origine quelconque.

Plus d'un éclair de génie a jailli dans ces états ; plus d'un auteur, tel Edgar Poë, doit ses chefs-d'œuvre à l'ivresse.

Chez la plupart des hommes, l'intelligence et l'intuition cheminent en sens inverse : quand l'intelligence progresse, l'intuition recule. Le savant est peu intuitif ; aussi éprouve-t-il un grand mépris pour les croyances intuitives des primitifs, des simples, des sauvages. Il se croirait déshonoré, s'il leur accordait quelque attention. Je ne suis pas disposé à l'imiter. Je veux bien que la peur du grand inconnu farouche, mère des superstitions, et les premiers balbutiements de l'intelligence vicient constamment ces intuitions primitives ; mais sous la gangue, en plus d'un cas, il y a un pur diamant.

La femme est plus intuitive que l'homme et cela se comprend. Faite pour perpétuer l'espèce, façonnée au physique et au moral par cet instinct, elle devait rester plus près que l'homme des sources de la vie.

Cependant, une intense intuition peut coexister avec l'intelligence chez certains hommes exceptionnels : alors on a le génie. Tout homme de génie est donc une sorte de mystique, Lombroso disait une sorte de fou.

En fait, l'œuvre de tous les grands penseurs, de tous les grands trouveurs sans exception est pour la plus grande part intuitive, partant mystique ; ce qui n'empêche pas les adversaires d'affirmer haut que le mysticisme ne nous a rien révélé. Je ne citerai que l'exemple de Kant. S'il a critiqué et maltraité la raison pure, c'était pour bien établir qu'elle ne peut pas résoudre les grands problèmes et qu'il faut s'adresser ailleurs ou renoncer à leur chercher une solution. La partie la plus importante et la plus profonde de son œuvre est mystique, en somme. À ce propos, je me rappelle une phrase d'un critique pénétrant et je demande la permission d'en rapporter au moins le sens : Kant, après s'être élevé aux plus hauts sommets de la pensée humaine dans sa Critique de la Raison pure, tomba au niveau d'un curé de village dans sa Critique de la Raison pratique. *Si parvulos maximis licet conferre*[1], me voici, moi, au moins au niveau de l'enfant de chœur ! Naguère, quand je fustigeais le dindonnesque troupeau des spirites, j'étais une manière d'homme intelligent, mais j'ai baissé depuis. *Eheu ! fugaces labuntur anni.*[2]

En résumé, le ruisseau de l'intelligence et le fleuve profond du sentiment et de l'intuition se jettent dans le même océan où leurs eaux se confondent ; mais en cette vie, quand le ruisseau grossit, c'est toujours aux dépens des eaux du fleuve proche.

On reproche aux données mystiques leur grand vague. Certes, vagues elles sont, surtout chez l'adulte, et c'est pour cela que l'intelligence naquit. Ce sont des lueurs, non de blanches clartés, mais ces lueurs montent de vertigineux abîmes, dont sans elles nous ne soupçonnerions même pas l'existence. À nous de rendre, par l'étude et la pureté, leur éclat moins faible, si nous pouvons !

On donne volontiers le nom de folie mystique un état de torpeur intellectuelle, plein de rêveries égoïstes, où tombent certaines personnes d'esprit faible et où elles se déifient elles-mêmes sous des noms vénérés. Mais cet emploi du mot « mystique » n'est qu'un abus, fait dans l'intention d'outrager.

La doctrine de la réincarnation, elle aussi, n'obtiendra pas que des suffrages. Je suis tout prêt à reconnaître que cette doctrine ne repose encore sur aucune preuve de fait, partant scientifique. Les histoires à son appui qu'on trouve abondamment dans les publications spéciales sont dignes de si peu de confiance qu'on n'en peut faire état. Mais, quand cette doctrine sera devenue une hypothèse de travail, les choses peuvent changer. En tout cas, elle a pour elle présentement de bons arguments philosophiques : sa probabilité, sa presque universalité.

La réincarnation est un complément nécessaire de la loi du karma ; seule elle explique les inégalités psychiques, parfois énormes, qu'il y a entre les êtres. Aucun observateur impartial n'oserait affirmer que nous naissons tous du même âge. Ni l'hérédité ni le milieu n'expliquent tout. Invoquer le hasard, c'est faire aveu d'ignorance ou parler pour ne rien dire.

D'autre part, c'est une doctrine de tous les lieux et de tous les temps. Elle n'a pas dû s'allumer en un foyer unique pour se propager ensuite de proche en proche : c'est une étincelle d'intuition qui a dû jaillir souvent et en bien des points divers. Le christianisme, qui à ses débuts ne l'ignora point, la rejeta finalement. C'est pour cela qu'elle a été un peu oubliée en Europe durant des siècles. Puis, elle a pâti du peu d'estime et de considération que méritaient les nouveaux apôtres qui naguère lui vinrent.

Notre époque, au point de vue religieux, est caractérisée par le recul considérable, presque par la disparition de la vieille foi intuitive et sentimentale. Les sots s'en réjouissent ; en fait le monde en est malade et désorienté. Ce malaise a suscité un grand nombre de petites religions bizarres et enfin, il a créé les études psychiques. Celles-ci cherchent encore leur voie, se précisent et s'organisent lentement. Elles ne sont pas plus avancées que ne l'était la science électrique au temps de Gilbert de Colchester, sous la reine Élisabeth ; néanmoins aux yeux de ceux qui les suivent de près, elles ont ouvert de vastes horizons ; elles sont pleines de promesses.

Mais, les conditions de la recherche sont ici nouvelles, délicates et compliquées à plaisir. On n'a plus affaire à la matière inerte, honnête et docile, mais à des âmes humaines, troubles, fourbes et fausses. Il faut chercher à lire non seulement dans l'âme des médiums, mais aussi dans celles des spectateurs ; les haines sournoises pétillent autour de vous. Et on n'est jamais sûr d'avoir bien tout vu ; on a prévu quatre-vingt-dix-neuf traquenards, on tombe piteusement dans un centième, inédite trouvaille du médium et que peut-être il ne dévoilera jamais. Et, quand il le révèle ou qu'on le découvre enfin, maint observateur, par vanité, pour ne pas reconnaître qu'on a pu berner un « homme comme lui » laisse circuler les savantes constatations qu'il a faites.

Nous n'avons pas ici la ressource précieuse qu'on a dans les sciences de la matière : la possibilité pour quiconque de reproduire le phénomène en se mettant dans les conditions requises. Il n'y a pas deux sujets ni même deux phénomènes psychiques identiques, s'il y en a d'analogues. Bref, les lois qui gouvernent ceux-ci ne sont pas près d'être découvertes.

Quoi qu'il en soit, j'ai la ferme conviction que nous aurons peut-être bientôt des notions positives et sûres sur les êtres qui pullulent au-delà du champ de nos cinq sens. Longtemps, l'humanité s'est crue superbement isolée dans le vide : les animaux n'avaient point d'âme ou bien ils étaient des frères tellement inférieurs et lointains qu'on pouvait les négliger ou sans remords les martyriser. Au-delà de nous, jusqu'à Dieu, dont nous étions l'image, n'y avait rien que des anges, êtres d'une autre essence et par certains côtés inférieurs à nous. Si l'homme est petit, ce n'est pas par l'orgueil. Mais, il va falloir en rabattre : les animaux souvent nous comprennent et nous jugent ; il y en a de plus intelligents que beaucoup d'hommes et de sensationnelles expériences toutes récentes établissent que nous pourrons échanger des idées avec eux quand nous voudrons nous en donner la peine et les traiter avec bonté. Les animaux sont des frères un peu plus jeunes. Au-delà de notre sensorium, en des milieux à peine soupçonnés, grouillent d'autres êtres dont les suggestions, vraiment occultes celles-là, influent sur nos actes en bien et en mal à tout instant. Il n'y a que de la vie, c'est-à-dire que des âmes séparées par des intervalles très inégaux.

Voilà ce qu'on établira demain. Mais, ce ne sera l'ultime et définitive solution du problème des destinées. Nous saurons de science certaine de quel séjour immédiat la Mort nous ouvre les portes. Mais nous n'aurons toujours que des notions vagues et intuitives sur notre fin dernière.

Un dernier cavillateur[3] me demandera : mais quel est le degré de foi que vous avez vous-même en votre beau système ? — Mon Dieu, puisque j'ai essayé d'en exposer quelque chose avec mes pauvres mots, c'est évidemment qu'il séduit ma pensée par son harmonieuse unité. Mais ce besoin d'unifier n'est peut-être que le besoin de rapetisser à notre taille et nul n'est plus persuadé que moi que l'Univers est trop grand pour nos philosophies.

Avez-vous observé sur quelque plage des enfants en train de modeler dans le sable un grand bateau ? Ils agissent et parlent comme si leur navire allait être capable d'explorer la mer qui gronde près d'eux, mais au fond ils n'en croient rien. Faisons comme eux, édifions nos systèmes mais sans les croire adéquats.

---

1. Traduction : *Si les enfants sont autorisés à donner les choses les plus importantes.*
2. Hélas ! Les années s'enfuient rapidement ! (HORACE, liv. II, ode XI)
3. C'est à dire une personne qui use de mauvaise foi, qui trompe.

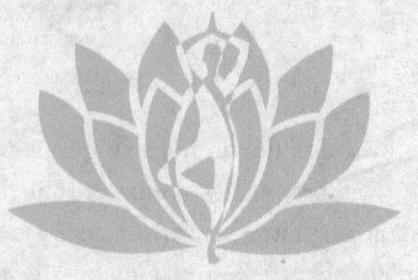

Les Aphorismes de Patañjali
APPENDICE

SECTION I

1[1]. Nous allons faire une exposition du Yoga.

2. Le Yoga est la suppression des transformations du principe pensant.

3. Quand ce résultat est obtenu, l'âme repose en elle-même.

4. En dehors de cet état, elle s'identifie avec les transformations du principe pensant.

5. Ces transformations, douloureuses ou non douloureuses, sont de cinq sortes.

6. À savoir : les connaissances exactes, les connaissances fausses, les imaginations, le sommeil et les souvenirs.

7. Les connaissances exactes proviennent de la perception directe, de l'induction ou des témoignages.

8. Les connaissances fausses consistent en des inadéquates à la réalité.

9. Les imaginations sont des assemblages suggérés par les mots et sans existence en dehors de l'esprit.

10. Le sommeil est la transformation qui n'a rien à la base.

11. Les souvenirs sont celles des transformations auxquelles on n'a pas permis de disparaître.

12. On arrive à la suppression des transformations par l'effort et le détachement.

13. L'effort consiste à réprimer sans cesse les transformations.

14. Avec le temps et un grand désir d'aboutir, cette répression devient habitude et l'esprit se fixe.

15. Quand nous avons conscience d'avoir dompté tout désir, quand aucun objet réel ou feint ne nous attire plus, nous sommes détachés.

16. Le détachement absolu, même du savoir intuitif, fait surgir l'âme.

17. On arrive d'abord à la concentration, extase où le penseur et la pensée ne se confondent pas encore ; où subsistent le jugement, le raisonnement, la joie et le sentiment du moi.

18 Suit un degré plus profond où l'esprit, ferme en son immobilité, ne conserve plus qu'une activité potentielle.

19. Cette extase, si le détachement n'est pas absolu, ne délivre pas de la nature, mais produit ceux qui sont préposés aux phénomènes et toutes les hautes entités qui ne voient encore rien au-delà des phénomènes.

20. Chez d'autres l'extase est amenée ou par la foi, ou par l'effort énergique, ou par le souvenir d'états analogues ; ou par un jugement sain.

21. Les plus énergiques aboutissent les premiers.

22. On peut faire reposer une autre classification sur l'intensité des efforts faits, lesquels sont mous, modérés ou excessifs.

23. On arrive aussi au but par la dévotion à Ichvara.

24. Ichvara est une âme particulière que l'affliction, les œuvres avec leurs conséquences, les impressions ne touchèrent jamais.

25. L'omniscience, qui chez les autres n'est qu'en germe, est absolue chez Ichvara.

26. Étant en dehors des limitations du temps, Ichvara est le maître de tous les maîtres.

27. C'est lui que désigne le mot de gloire : Aum.

28. Il faudrait répéter ce mot sans cesse et en méditer attentivement la signification.

29. Cette méditation révèle l'homme intérieur et détruit les obstacles.

30. Les obstacles sont tout ce qui distrait l'esprit : la maladie, la lourdeur de l'intelligence, le doute, l'inconscience, l'indolence, les goûts mondains, les notions fausses, les efforts inappropriés, la légèreté.

31. La douleur, la détresse d'âme, le nervosisme, une respiration troublée accompagnent les causes de distraction.

32. Le remède consiste à s'adonner tout entier à une seule et même chose.

33. On acquiert la paix de l'esprit en ressentant de la sympathie pour tous, de la pitié pour le malheur, de la joie à la vue du beau et du bien, de l'indifférence envers les vicieux et les fous.

34. Ou bien encore en apprenant à gouverner sa respiration.

35. Ou même en concentrant l'attention sur l'un des cinq sens, de manière à rendre vif et constant le plaisir que ce sens nous procure.

36. Ou en méditant sur le lotus éclatant de lumière qui est dans le cœur : on imagine que les pétales du lotus, normalement tournés vers le bas, se tournent vers le haut, quand on chasse l'air des poumons.

37. Ou en fixant la pensée sur les grands Esprits entièrement détachés de tout.

38. Ou en méditant sur les intuitions du rêve et du sommeil.

39. Ou en méditant chacun sur le sujet de sa prédilection, pourvu que ce sujet soit moral.

40. Dans la méditation, l'esprit d'un yogi peut contempler le plus petit corpuscule aussi bien que l'immensité.

41. Quand les transformations du principe pensant ou esprit sont totalement suspendues, celui-ci est transparent comme un cristal

pur ; il devient en quelque sorte ce qu'il reflète : s'il reflète l'âme, il s'absorbe en elle.

42. L'extase où les signes des idées servent encore à l'acquisition des connaissances est dite extase avec raisonnement.

43. Quand le signe et l'idée se sont dissociés, quand l'idée reste seule et pure, l'extase est sans raisonnement.

44. Les opérations de l'esprit les plus subtiles passent par les mêmes phases.

45 Le domaine de ces opérations subtiles englobe même l'indissoluble.

46. Ces extases ne détruisent pas les conséquences de nos actions anciennes.

47. Quand l'extase sans raisonnement est atteinte, l'esprit se fixe fermement.

48. Dans cette extase, l'intelligence ne peut pas se tromper.

49. Les connaissances résultant du témoignage ou de l'induction demeurent proches et superficielles. Les lumières acquises dans cette extase sont d'ordre beaucoup plus élevé, elles éclairent les moindres détails.

50. L'impression laissée par l'extase masque et entrave toutes les autres impressions.

51. Quand, enfin, on s'est débarrassé même de cette impression, les conséquences des actions anciennes se trouvent détruites : l'âme seule brille alors dans la béatitude et dans la paix.

∾

SECTION II

1. On s'achemine vers le Yoga en apprenant à commander au corps et à l'esprit, en se livrant à des études pieuses, en se résignant aux volontés d'Ichvara.

2. Par ces moyens, on diminue les obstacles qui se dressent sur le chemin.

3. Les causes qui distraient l'esprit sont au nombre de cinq : l'ignorance, le sentiment d'être, le désir, l'aversion, l'attachement à la vie.

4°. L'Ignorance ou nescience est la cause des causes de distraction, que ces causes soient latentes, atténuées par l'effort, contenues par d'autres ou en pleine activité.

5. L'Ignorance consiste à prendre ce qui est temporaire ; impur, mauvais, ce qui n'est pas l'âme, pour ce qui est éternel, pur, bon, en un mot pour l'âme.

6. Le Sentiment d'être consiste à confondre l'âme avec les instruments par le moyen desquels celle-ci connaît le monde.

7. Le Désir est le sentiment qui fait que nous nous portons vers le plaisir.

8. L'Aversion est le sentiment qui fait que nous nous détournons de la douleur.

9. L'Instinct de conservation se rencontre chez les êtres les plus humbles comme chez les plus élevés et provient des vies antérieures, lesquelles ont créé une habitude profonde.

10. On supprime les impressions anciennes devenues des habitudes en transformant en habitudes les impressions contraires.

11. Celles des transformations du principe pensant qui sont très apparentes se suppriment par la méditation.

12. Les actions avec leurs conséquences ont leur source dans les distractions énumérées plus haut ; on subit ces conséquences dans ce monde ou dans un autre.

13. Ces conséquences déterminent notre situation, les événements de notre vie, nos peines et nos plaisirs.

14. La vertu est une semence de plaisir, le vice est une semence de peine.

15. Mais, pour le sage, tout est misère, à cause des conséquences, des soucis qui naissent de tout, des impressions qui restent, des contrecoups inévitables.

16. La misère qui ne nous est pas encore échue peut et doit être évitée.

17. Or, la cause de toutes nos misères est la confusion que nous faisons du sujet et de l'objet, de l'âme et de la nature.

18. La nature est composée d'éléments et d'organes ; l'esprit est parmi ces derniers. Les éléments résistent, se meuvent, vibrent en mesure. La nature existe pour permettre l'âme de marcher vers la libération par l'expérience.

19. La nature embrasse la matière la plus grossière comme l'intelligence la plus subtile ; mais l'âme est distincte de la nature.

20. L'âme est connaissance pure ; cependant quand elle est dans la nature, elle semble voir par l'intelligence.

21. La nature existe pour l'âme et cette existence n'est qu'un reflet de l'existence véritable, celle de l'âme.

22. Quand une âme est libre enfin, la nature n'existe plus pour elle. Mais, la nature existe toujours par et pour les âmes qui ne sont pas encore au but. Conséquemment, la nature est éternelle et indestructible.

23. La nature n'existe que pour et par l'âme et l'âme se libère par la nature.

24. La cause de leur union est l'ignorance ou nescience.

25. Quand l'ignorance est dissipée, l'union n'est plus, l'âme est indépendante.

26. On dissipe peu à peu l'ignorance en apprenant à juger sainement dans les plus petits détails.

27. On arrive à l'illumination totale en passant par sept degrés : sentiment d'être enfin dans le vrai ; sentiment de liberté ; sentiment d'avoir atteint le souverain bien ; sentiment d'avoir enfin accompli la totalité du devoir ; sentiment que l'esprit est au repos ; sentiment que toute action s'est déroulée jusqu'au bout ; sentiment d'indépendance et de béatitude absolues.

28. En pratiquant les accessoires du Yoga, les impuretés sont détruites, les lumières de l'esprit deviennent claires, le jugement devient sain.

29. La moralisation, la pratique, la position, la conquête de l'énergie interne, le repliement de l'esprit sur lui-même, la contemplation, la méditation, l'extase sont les accessoires du Yoga.

30. La moralisation consiste à s'abstenir du meurtre, du mensonge, du vol, de l'incontinence, de la convoitise.

31. Ces devoirs sont universels et ne sont pas subordonnés à la classe sociale, au lieu, au temps ou à l'intérêt.

32. La pratique consiste dans la pureté, la joie, le refrènement des mauvais instincts, l'étude, le culte divin.

33. Les idées funestes sont refrénées par une constante méditation de leurs contraires.

34. En ce qui concerne le meurtre, il faut s'abstenir non seulement de l'acte, mais de toute intention ou approbation, inspirées par n'importe quel motif. Les conséquences de l'idée de meurtre sont des misères sans fin ; on détruit cette idée en méditant sur ses conséquences.

35. Celui chez qui est éteinte toute idée de meurtre n'inspire plus d'antipathie à aucun être et aucun être ne lui nuit plus.

36. Celui, chez qui la véracité est devenue entière, voit se réaliser tout ce qu'il souhaite ; ce que les autres n'obtiennent que par l'acte et le sacrifice, il l'obtient par la pensée ou par la parole.

37. Celui qui ne convoite plus rien de ce qui est à autrui voit venir à lui toute richesse.

38. La continence remplit de vigueur le corps et l'esprit.

39. En celui chez qui tout désir est anéanti surgit la connaissance du pourquoi et du comment de l'existence.

40. Celui qui est pur n'éprouve que dégoût pour son propre corps et ne désire pas l'unir à d'autres.

41. En outre, l'esprit de cet homme devient net, calme et gai ; il se fixe aisément, dompte les sens, est prêt pour l'absorption dans l'âme.

42. Dans le contentement réside le bonheur le plus parfait.

43. Quand la chair est domptée, le corps et les sens acquièrent des pouvoirs occultes.

44. Par la dévotion à une haute entité, on communie avec elle.

45. La soumission aux volontés divines amène l'extase.

46. La posture est toute attitude qui permet aux fonctions du corps de s'exercer sans troubler l'esprit. On l'acquiert par degrés et en méditant sur l'infini.

47. Alors ni le chaud, ni le froid, ni le plaisir, ni la douleur ne nous affectent plus.

48. Quand la posture est acquise, on pratique la suspension à intervalles réguliers du cours naturel de la respiration.

49. Cette suspension peut avoir lieu à la fin de l'expiration ou à la fin de l'inspiration, ou être soudaine ; elle est intérieure ou extérieure, longue ou courte.

50. Enfin, on fait subir un arrêt dans chaque plexus successivement au cours naturel de l'énergie ; quand le dernier plexus est atteint l'extase se produit.

51. Ainsi peu à peu se désagrège pour l'âme le monde phénoménal, résultat du karma.

52. L'esprit devient propre à s'absorber dans l'objet de sa pensée.

53. Alors l'esprit est capable de retirer les sens de leur objet, de les rétracter en lui-même pour ainsi dire. Il en est devenu le maître absolu.

~

REMARQUE

L'œuvre de Pantañjali comprend encore deux sections, la première de 55, la deuxième de 34 aphorismes. Ces deux dernières sections m'ont paru moins importantes que les deux premières. Je me bornerai donc à donner en quelques mots un aperçu de ce que celles-là contiennent.

Dans la 3ᵉ section, l'auteur expose comment le yogi acquiert la connaissance intégrale de la nature et les pouvoirs sur celle-ci. On pourrait intituler cette section : le Chapitre des pouvoirs.

Dans la 4ᵉ section, après avoir résumé tout ce qu'il a déjà dit et après être revenu sur la manière dont les pouvoirs s'acquièrent, l'auteur donne des explications sur la nature de l'absolution finale, à laquelle tend le yogi. L'Indépendance de l'âme serait un titre convenable à ce chapitre.

---

1. J'ai adapté et non traduit littéralement. Très laconiques et pleins d'allusions aux opinions courantes de la philosophie hindoue, ces aphorismes sont des canevas appelant le développement oral et ne forment pas un exposé détaillé. Toutefois, l'auteur n'a pas eu d'intention ésotérique.

Copyright © 2022 par Alicia ÉDITIONS
Credits Images : www.canva.com
Création graphique Alicia ÉDITIONS
Modernisation du texte : Alicia ÉDITIONS
Tous droits réservés

www.ingramcontent.com/pod-product-compliance
Lightning Source LLC
LaVergne TN
LVHW032203070526
838202LV00008B/293